U0335337

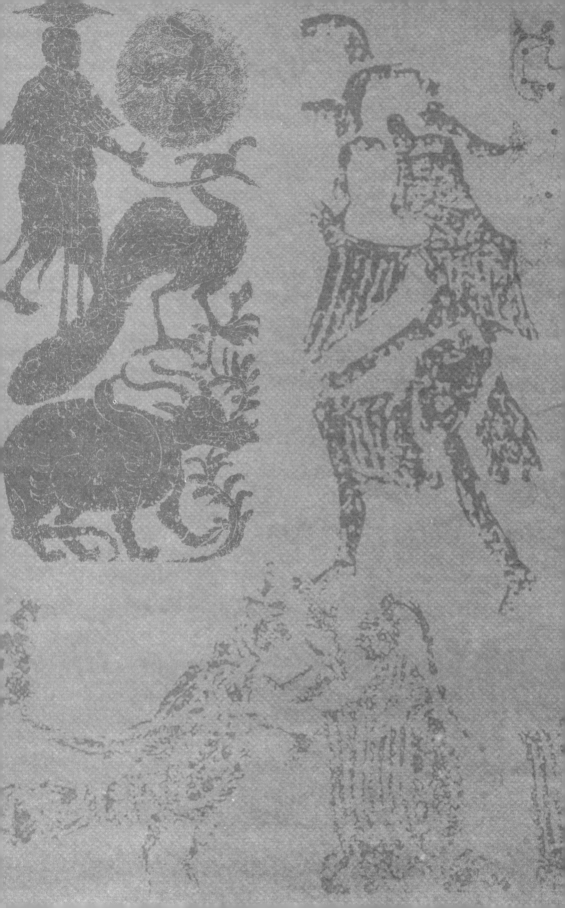

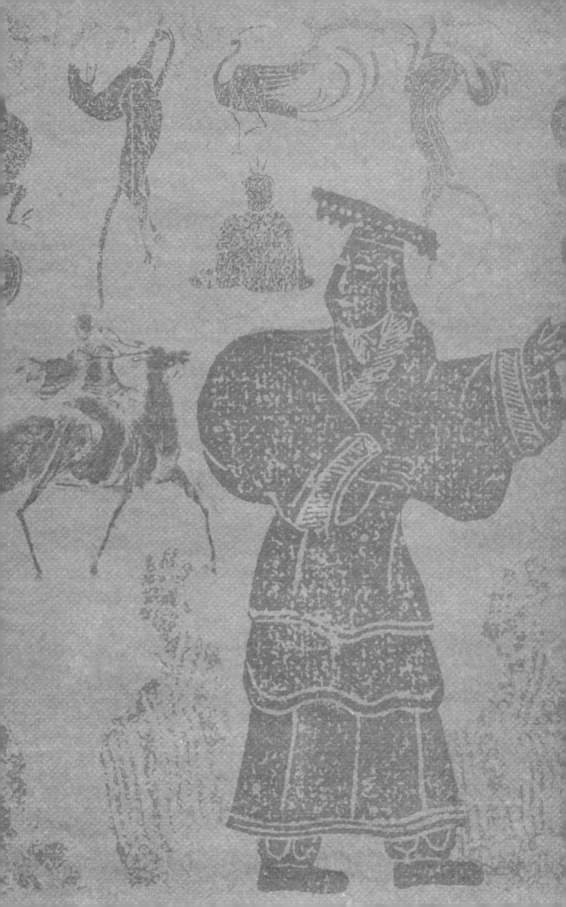

中国古医籍整理丛书

炮炙全书

[日] 稻生宣义　撰

刘训红　吴昌国　许　虎　校注

中国中医药出版社

·北 京·

图书在版编目（CIP）数据

炮炙全书/（日）稲生宣义撰；刘训红，吴昌国，许虎校注．
—北京：中国中医药出版社，2016.11
（中国古医籍整理丛书）
ISBN 978 – 7 – 5132 – 3652 – 2

Ⅰ.①炮… Ⅱ.①稲… ②刘… ③吴… ④许…
Ⅲ.①中药炮制学 Ⅳ.①R283

中国版本图书馆 CIP 数据核字（2016）第 225522 号

中 国 中 医 药 出 版 社 出 版
北京市朝阳区北三环东路 28 号易亨大厦 16 层
邮政编码 100013
传真 010 64405750
保定市中画美凯印刷有限公司印刷
各地新华书店经销
＊
开本 710×1000 1/16 印张 12 字数 78 千字
2016 年 11 月第 1 版 2016 年 11 月第 1 次印刷
书 号 ISBN 978 – 7 – 5132 – 3652 – 2
＊
定价 38.00 元
网址 www.cptcm.com

项目专家组

顾 问 马继兴　张灿玾　李经纬

组 长 余瀛鳌

成 员 李致忠　钱超尘　段逸山　严世芸　鲁兆麟
郑金生　林端宜　欧阳兵　高文柱　柳长华
王振国　王旭东　崔　蒙　严季澜　黄龙祥
陈勇毅　张志清

项目办公室（组织工作委员会办公室）

主 任 王振国　王思成

副主任 王振宇　刘群峰　陈榕虎　杨振宁　朱毓梅
刘更生　华中健

成 员 陈丽娜　邱　岳　王　庆　王　鹏　王春燕
郭瑞华　宋咏梅　周　扬　范　磊　张永泰
罗海鹰　王　爽　王　捷　贺晓路　熊智波

秘 书 张丰聪

前　言

　　中医药古籍是传承中华优秀文化的重要载体，也是中医学传承数千年的知识宝库，凝聚着中华民族特有的精神价值、思维方法、生命理论和医疗经验，不仅对于传承中医学术具有重要的历史价值，更是现代中医药科技创新和学术进步的源头和根基。保护和利用好中医药古籍，是弘扬中国优秀传统文化、传承中医学术的必由之路，事关中医药事业发展全局。

　　1949 年以来，在政府的大力支持和推动下，开展了系统的中医药古籍整理研究。1958 年，国务院科学规划委员会古籍整理出版规划小组在北京成立，负责指导全国的古籍整理出版工作。1982 年，国务院古籍整理出版规划小组召开全国古籍整理出版规划会议，制定了《古籍整理出版规划（1982—1990）》，卫生部先后下达了两批 200 余种中医古籍整理任务，掀起了中医古籍整理研究的新高潮，对中医文化与学术的弘扬、传承和发展，发挥了极其重要的作用，产生了不可估量的深远影响。

　　2007 年《国务院办公厅关于进一步加强古籍保护工作的意见》明确提出进一步加强古籍整理、出版和研究利用，以及

"保护为主、抢救第一、合理利用、加强管理"的方针。2009年《国务院关于扶持和促进中医药事业发展的若干意见》指出，要"开展中医药古籍普查登记，建立综合信息数据库和珍贵古籍名录，加强整理、出版、研究和利用"。《中医药创新发展规划纲要（2006—2020)》强调继承与创新并重，推动中医药传承与创新发展。

2003~2010年，国家财政多次立项支持中国中医科学院开展针对性中医药古籍抢救保护工作，在中国中医科学院图书馆设立全国唯一的行业古籍保护中心，影印抢救濒危珍本、孤本中医古籍1640余种；整理发布《中国中医古籍总目》；遴选351种孤本收入《中医古籍孤本大全》影印出版；开展了海外中医古籍目录调研和孤本回归工作，收集了11个国家和2个地区137个图书馆的240余种书目，基本摸清流失海外的中医古籍现状，确定国内失传的中医药古籍共有220种，复制出版海外所藏中医药古籍133种。2010年，国家财政部、国家中医药管理局设立"中医药古籍保护与利用能力建设项目"，资助整理400余种中医药古籍，并着眼于加强中医药古籍保护和研究机构建设，培养中医古籍整理研究的后备人才，全面提高中医药古籍保护与利用能力。

在此，国家中医药管理局成立了中医药古籍保护和利用专家组和项目办公室，专家组负责项目指导、咨询、质量把关，项目办公室负责实施过程的统筹协调。专家组成员对古籍整理研究具有丰富的经验，有的专家从事古籍整理研究长达70余年，深知中医药古籍整理研究的重要性、艰巨性与复杂性，履行职责认真务实。专家组从书目确定、版本选择、点校、注释等各方面，为项目实施提供了强有力的专业指导。老一辈专家的学术水平和智慧，是项目成功的重要保证。项目承担单位山东中医药大学、南京中医药大学、上海中医药大学、福建中医药大学、浙江省中医药研究院、陕西省中医药研究院、河南省中医药研究院、辽宁中医药大学、成都中医药大学及所在省市中医药管理部门精心组织，充分发挥区域间互补协作的优势，并得到承担项目出版工作的中国中医药出版社大力配合，全面推进中医药古籍保护与利用网络体系的构建和人才队伍建设，使一批有志于中医学术传承与古籍整理工作的人才凝聚在一起，研究队伍日益壮大，研究水平不断提高。

本着"抢救、保护、发掘、利用"的理念，该项目重点选择近60年未曾出版的重要古医籍，综合考虑所选古籍的保护价值、学术价值和实用价值。400余种中医药古籍涵盖了医经、基础理论、诊法、伤寒金匮、温病、本草、方书、内科、外科、女科、儿科、伤科、眼科、咽喉口齿、针灸推拿、养生、医案医话医论、医史、临证综合等门类，跨越唐、宋、金元、明以迄清末。全部古籍均按照项目办公室组织完成的行业标准《中医古籍整理规范》及《中医药古籍整理细则》进行整理校注，绝大多数中医药古籍是第一次校注出版，一批孤本、稿本、抄本更是首次整理面世。对一些重要学术问题的研究成果，则集中收录于各书的"校注说明"或"校注后记"中。

"既出书又出人"是本项目追求的目标。近年来，中医药古籍整理工作形势严峻，老一辈逐渐退出，新一代普遍存在整理研究古籍的经验不足、专业思想不坚定等问题，使中医古籍整理面临人才流失严重、青黄不接的局面。通过本项目实施，搭建平台，完善机制，培养队伍，提升能力，经过近5年的建设，锻炼了一批优秀人才，老中青三代齐聚一堂，有效地稳定了研究队伍，为中医药古籍整理工作的开展和中医文化与学术的传承提供必备的知识和人才储备。

本项目的实施与《中国古医籍整理丛书》的出版，对于加强中医药古籍文献研究队伍建设、建立古籍研究平台，提高古籍整理水平均具有积极的推动作用，对弘扬我国优秀传统文化，推进中医药继承创新，进一步发挥中医药服务民众的养生保健与防病治病作用将产生深远影响。

第九届、第十届全国人大常委会副委员长许嘉璐先生，国家卫生计生委副主任、国家中医药管理局局长、中华中医药学会会长王国强先生，我国著名医史文献专家、中国中医科学院马继兴先生在百忙之中为丛书作序，我们深表敬意和感谢。

由于参与校注整理工作的人员较多，水平不一，诸多方面尚未臻完善，希望专家、读者不吝赐教。

国家中医药管理局中医药古籍保护与利用能力建设项目办公室

二〇一四年十二月

许 序

　　"中医"之名立，迄今不逾百年，所以冠以"中"字者，以别于"洋"与"西"也。慎思之，明辨之，斯名之出，无奈耳，或亦时人不甘泯没而特标其犹在之举也。

　　前此，祖传医术（今世方称为"学"）绵延数千载，救民无数；华夏屡遭时疫，皆仰之以度困厄。中华民族之未如印第安遭染殖民者所携疾病而族灭者，中医之功也。

　　医兴则国兴，国强则医强。百年运衰，岂但国土肢解，五千年文明亦不得全，非遭泯灭，即蒙冤扭曲。西方医学以其捷便速效，始则为传教之利器，继则以"科学"之冕畅行于中华。中医虽为内外所夹击，斥之为蒙昧，为伪医，然四亿同胞衣食不保，得获西医之益者甚寡，中医犹为人民之所赖。虽然，中国医学日益陵替，乃不可免，势使之然也。呜呼！覆巢之下安有完卵？

　　嗣后，国家新生，中医旋即得以重振，与西医并举，探寻结合之路。今也，中华诸多文化，自民俗、礼仪、工艺、戏曲、历史、文学，以至伦理、信仰，皆渐复起，中国医学之兴乃属必然。

迄今中医犹为国家医疗系统之辅，城市尤甚。何哉？盖一则西医赖声、光、电技术而于20世纪发展极速，中医则难见其进。二则国人惊羡西医之"立竿见影"，遂以为其事事胜于中医。然西医已自觉将入绝境：其若干医法正负效应相若，甚或负远逾于正；研究医理者，渐知人乃一整体，心、身非如中世纪所认定为二对立物，且人体亦非宇宙之中心，仅为其一小单位，与宇宙万象万物息息相关。认识至此，其已向中国医学之理念"靠拢"矣，虽彼未必知中国医学何如也。唯其不知中国医理何如，纯由其实践而有所悟，益以证中国之认识人体不为伪，亦不为玄虚。然国人知此趋向者，几人？

国医欲再现宋明清高峰，成国中主流医学，则一须继承，一须创新。继承则必深研原典，激清汰浊，复吸纳西医及我藏、蒙、维、回、苗、彝诸民族医术之精华；创新之道，在于今之科技，既用其器，亦参照其道，反思己之医理，审问之，笃行之，深化之，普及之，于普及中认知人体及环境古今之异，以建成当代国医理论。欲达于斯境，或需百年欤？予恐西医既已醒悟，若加力吸收中医精粹，促中医西医深度结合，形成21世纪之新医学，届时"制高点"将在何方？国人于此转折之机，能不忧虑而奋力乎？

予所谓深研之原典，非指一二习见之书、千古权威之作；就医界整体言之，所传所承自应为医籍之全部。盖后世名医所著，乃其秉诸前人所述，总结终生行医用药经验所得，自当已成今世、后世之要籍。

盛世修典，信然。盖典籍得修，方可言传言承。虽前此50余载已启医籍整理、出版之役，惜旋即中辍。阅20载再兴整理、出版之潮，世所罕见之要籍千余部陆续问世，洋洋大观。

今复有"中医药古籍保护与利用能力建设"之工程，集九省市专家，历经五载，董理出版自唐迄清医籍，都400余种，凡中医之基础医理、伤寒、温病及各科诊治、医案医话、推拿本草，俱涵盖之。

　　噫！璐既知此，能不胜其悦乎？汇集刻印医籍，自古有之，然孰与今世之盛且精也！自今而后，中国医家及患者，得览斯典，当于前人益敬而畏之矣。中华民族之屡经灾难而益蕃，乃至未来之永续，端赖之也，自今以往岂可不后出转精乎？典籍既蜂出矣，余则有望于来者。

　　谨序。

第九届、十届全国人大常委会副委员长

许嘉璐

二〇一四年冬

王 序

中医学是中华民族在长期生产生活实践中，在与疾病作斗争中逐步形成并不断丰富发展的医学科学，是中国古代科学的瑰宝，为中华民族的繁衍昌盛作出了巨大贡献，对世界文明进步产生了积极影响。时至今日，中医学作为我国医学的特色和重要医药卫生资源，与西医学相互补充、相互促进、协调发展，共同担负着维护和促进人民健康的任务，已成为我国医药卫生事业的重要特征和显著优势。

中医药古籍在存世的中华古籍中占有相当重要的比重，不仅是中医学术传承数千年最为重要的知识载体，也是中医为中华民族繁衍昌盛发挥重要作用的历史见证。中医药典籍不仅承载着中医的学术经验，而且蕴含着中华民族优秀的思想文化，凝聚着中华民族的聪明智慧，是祖先留给我们的宝贵物质财富和精神财富。加强对中医药古籍的保护与利用，既是中医学发展的需要，也是传承中华文化的迫切要求，更是历史赋予我们的责任。

2010 年，国家中医药管理局启动了中医药古籍保护与利用能力建设项目。这既是传承中医药的重要工程，也是弘扬优秀民族文化的重要举措，不仅能够全面推进中医药的有效继承和创新发展，为维护人民健康做出贡献，也能够彰显中华民族的璀璨文化，为实现中华民族伟大复兴的中国梦作出贡献。

相信这项工作一定能造福当今，嘉惠后世，福泽绵长。

国家卫生和计划生育委员会副主任

国家中医药管理局局长

中华中医药学会会长

王国强

二〇一四年十二月

马 序

　　新中国成立以来，党和国家高度重视中医药事业发展，重视古籍的保护、整理和研究工作。自 1958 年始，国务院先后成立了三届古籍整理出版规划小组，分别由齐燕铭、李一氓、匡亚明担任组长，主持制订了《整理和出版古籍十年规划（1962—1972）》《古籍整理出版规划（1982—1990）》《中国古籍整理出版十年规划和"八五"计划（1991—2000）》等，而第三次规划中医药古籍整理即纳入其中。1982 年 9 月，卫生部下发《1982—1990 年中医古籍整理出版规划》，1983 年 1 月，中医古籍整理出版办公室正式成立，保证了中医古籍整理出版规划的实施。2002 年 2 月，《国家古籍整理出版"十五"（2001—2005）重点规划》经新闻出版署和全国古籍整理出版规划领导小组批准，颁布实施。其后，又陆续制定了国家古籍整理出版"十一五"和"十二五"重点规划。国家财政多次立项支持中国中医科学院开展针对性中医药古籍抢救保护工作，文化部在中国中医科学院图书馆专门设立全国唯一的行业古籍保护中心，国家先后投入中医药古籍保护专项经费超过 3000 万元，影印抢救濒危珍、善、孤本中医古籍 1640 余种，开展了海外中医古籍目录调研和孤本回归工作。2010 年，国家财政部、国家中医药管理局安排国家公共卫生专项资金，设立了"中医药古籍保护与利用能力建设项目"，这是继 1982～1986 年第一批、第二批重要中医药古籍整理之后的又一次大规模古籍整理工程，重点整理新中国成立后未曾出版的重要古籍，目标是形成并普及规范的通行本、传世本。

为保证项目的顺利实施，项目组特别成立了专家组，承担咨询和技术指导，以及古籍出版之前的审定工作。专家组中的许多成员虽逾古稀之年，但老骥伏枥，孜孜不倦，不仅对项目进行宏观指导和质量把关，更重要的是通过古籍整理，以老带新，言传身教，培养一批中医药古籍整理研究的后备人才，促进了中医药古籍保护和研究机构建设，全面提升了我国中医药古籍保护与利用能力。

作为项目组顾问之一，我深感中医药古籍保护、抢救与整理工作的重要性和紧迫性，也深知传承中医药古籍整理经验任重而道远。令人欣慰的是，在项目实施过程中，我看到了老中青三代的紧密衔接，看到了大家的坚持和努力，看到了年轻一代的成长。相信中医药古籍整理工作的将来会越来越好，中医药学的发展会越来越好。

欣喜之余，以是为序。

中国中医科学院研究员

马继兴

二〇一四年十二月

校注说明

　　《炮炙全书》，日本稻生宣义撰。稻生宣义（1655—1715），字彰信，通称正助，又称稻生若水，为江户中期本草学者，博物学先驱。曾随其父稻生恒轩习医，并师事于福山德润，后仕于加贺藩主前田纲纪，并在其支持下著有《庶物类纂》362卷。《炮炙全书》成书于元禄二年（1689），由贝原益轩作叙，初刊于元禄五年（1692），后于元禄十五年（1702）再版。

　　《炮炙全书》广泛涉猎了本草、方书、经史、农书、博物志及府县地方志中的有关内容，记述常用中药470余味。简要概括了药性、药材质量鉴别经验、传统炮炙技术、炮炙理论以及中药配伍和禁忌等内容。全书虽以《本草纲目》为蓝本，但"考穷精详"，体现了实事求是，去陈求新的学术品质。全书以"穷究古人修制之法"为主线，又"旌别于药铺之赝罔"，且"辨真假，审采用"，这正是书名中"全"的体现。

　　通过对全书的梳理，发现作者对于同名多源及混淆品多的药物论述比较丰富，如柴胡、防风、山慈姑、连翘等。作者"有志于鸟兽草木之学，不问飞潜动植，皆欲究其性情"，且又著有《采药独断》《食物传信》等书，可见其在研究本草的同时勤于研究自然物产，加上当时日本正在受到西方自然科学（即"兰学"）的影响，作者将本草学的研究引往博物学的方向，全书的最末出现《物产目录》也就不足为奇了。

　　目前所见存世两种刻本，一是元禄五年（1692）洛阳书堂太和屋十左卫门唐本屋又兵卫刻本（简称"五年本"），藏于日本早稻田大学；一是元禄十五年（1702）平安书坊太和屋重左卫门刻本（简称"十五年本"），藏于中国医学科学院图书馆和中国中医科学院图书馆。两个版本在内容上大致一样，十五年本对五年本的药物次序及内容进行了增补改动，减少了错误。因此，本次整理以十五年为底本，以五年本为校本。主要的他校本为《证类本草》《图经本草》《本草纲目》《本草原始》《本草衍义》《本草汇言》《本草述》等。

主要校注原则如下：

1. 繁体字竖排改为简体字横排，并加标点。

2. 异体字、古字、俗字径改，不出校。少量名词术语及与训释有关者保留原字。

3. 因笔画相近致误者径改，不出校。

4. 通假字保留，不习用者首见出注。

5. 凡底本文字引用他书，而与原书有文字差异及增减者，若虽有异文而文义不变，且底本文句完整，则不出校；若文义有差异而底本文句无误，仅出校；若底本文句有误，则加以改正，并出校。

6. 十五年本与五年本的《物产目录》差异较多，因此将五年本的《物产目录》附录于书末。

叙

先正①曰：一草一木，亦皆有理，不可不察。夫以物理之学，亦大乎哉！其粗者，正名称，辨真假，而多识鸟兽草木，是知其质也；其精者，通晓其功，能分别其良毒，洞察资用之方，其效验可以安危起死而疗民瘼②，乃人生日用之急务，而化育之所不及者，亦赖之以赞助。然则晏子③良医与良相埒④之语，亶⑤有以哉，盖谓其与燮理⑥同功而已。其学焉者，当以本草为要，而后该览于群书。然本草亦不易读。何也？群品之殊质，众物之异性，非卤莽灭裂⑦之学所能精详也。吾夙好此学，其志甚恳然。

本邦精斯学者几希，且吾僻在遐陬⑧，恨难逢其识者。都人稻若水，业经之余暇，好穷物理，善读本草，且旁搜广访，多识于草木虫鱼者，亦孔精详。吾顷客于中州，与之讨论咨询，而辨是非，决嫌疑，品物得其实者，不可选记，可谓得其人也。观其所著《炮炙全书》，订正于世医之伪谬，旌别⑨于药铺之赝

---

① 先正：泛指前代的贤人。

② 瘼（mò 莫）：疾病。

③ 晏子：按下引当本于范仲淹"不为良相当作良医"之语，称"晏子"疑误。

④ 埒（liè 列）：等同。

⑤ 亶（dǎn 胆）：实在，诚然。

⑥ 燮（xiè 泻）理：协和治理。

⑦ 灭裂：草率、粗略。

⑧ 遐陬（zōu 邹）：边远一隅。陬，隅，角落。

⑨ 旌别：识别。

罔①，而穷究古人修制之法，兼辨真假，审采用，又编录《采药独断》《食物传信》等书，俱可为时师法绳焉，庶乎有裨于生养矣。岂与世之夸诩无用之辨、藻饰浮靡之言可同日而谈耶？予叹赏之余，聊述其所识，以弁②其首，念诸观者云。

元禄己巳③端午日筑前州④后学贝原笃信书

---

① 罔（wǎng 网）：蒙骗。
② 弁（biàn 变）：序言。
③ 元禄己巳：即元禄二年（1689）。
④ 筑前州：日本古地名，今福冈县。

凡 例

一，凡药品见于古今本草者，殆二千种矣。善用药者，当多多益善。今此不能殚述，第选择医方常①用之药，究极古法制治之宜，兼辨真假，又审采取，此即疗者之必不可缺者，分以其属从焉。余非必用之药，及世之所罕识与力之难能致者，存而不论。

一，夫物之难识者，为其名之难明也。名之难明者，五方之名既不同，而古今之言亦自别矣。至其名齐实异者，则愈益淆乱，似之而非者，复易相紊。苟非详著形状、细谈名谓，则其有不因名迷实者鲜矣。遍观近时所行于世，释草木昆虫之书，妄造其名，驾以孟浪之说，皆非耳目见闻之实论。如白羊鲜则曰羊草，刘寄奴则曰唐帝草，尤不足以考信也。凡如此之类，一皆削去不载。惟物之传伪者，市肆饰伪者，备书以质于世之周知者。

一，畏忌制使，物性自然，非可以意求者，俱考诸家本草，并所闻采入，俾得遵守。

一，次序不悉从本草，今就所见稍加移正。尚未确认者，一仍其旧不革。

一，本草一书，民命所系，凡学之者务在识真，不比他书，惟求其说而可也。时获古今名物之书阅之，率多疏妄，其传伪袭非久矣。夫药品称谓一违，则力用全乖，若有误服，遗害非浅，余窃叹焉！乃于治经余暇，又有志于鸟兽草木之学，不问

---

① 常：原作"当"，据五年本改。

飞潜动植，皆欲究其性情。于是翩然自往，攀缘上下，于深山穷谷、荒坡野草之间，撷林卉、拾涧实，洪纤细大，无物不察。至其生于远地遐方，而余之足迹所未及者，则必得访之四方达观博物之客，以殚究其灵草神木所在矣。竟不自揣，博采众书及献民之说，断以己意，颇能撰次，题曰《采药独断》，状其形质，疏其花实，珍宝奇物皆有所纪，而旁及方俗所呼，庶几名实不爽，可为来者之镜。俟其就绪，又当嗣刻以问世。

元禄己巳二月初一日稻某识

参考书目

《太平御览》 　　　　　《补注药性大全》

《药性纂要》 　　　　　《日用本草》

《神农本经会通》 　　　《仁寿堂药镜》

《本草备要》 　　　　　《食物本草》

《药性奇方》 　　　　　《药性赋大全》

《本草纲目类纂必读》 　《本草汇》

《本草汇笺》① 　　　　《救荒本草》

《桐君药录》 　　　　　《本草选》

《证类本草》 　　　　　《仙制本草》

《张元素珍珠囊》 　　　《药性解》

《本草纲目》 　　　　　《和剂局方》

《本草衍义补遗》 　　　《广笔记》

《本草经疏》 　　　　　《局方发挥》

《本草蒙筌增辑》 　　　《素问启玄子注》

《炮炙大全》 　　　　　《格致余论》

《新增本草原始》 　　　《素问马玄台注》

《药性要略》 　　　　　《卫生方》

《本草纲目纂要》 　　　《灵枢马玄台注》

《本草约言》 　　　　　《医宗粹言》

《食物本草纲目》 　　　《张介宾类经注》

《本草洞诠》 　　　　　《轩岐救正录》

---

① 太平御览……本草汇笺：五年本作"图经本草"。

《伤寒论成无己注》

《奇效医述》

《证治准绳》

《薛立斋医案》

《古今医统》

《医学入门》

《医学纲目》

《三玄延寿书》

《济阴纲目》

《东医宝鉴》

《医宗必读》

《订补易简备验方》

《伤寒六书纂要》

《伤寒补注辨疑》

《圣济总录纂要》

《外台秘要方》

《周礼注疏》

《诗经大全》

《礼记注疏》

《诗经说约》

《诗经注疏》

《诗经备考》

《尔雅注疏》

《诗经世本古义》

《史记评林》

《毛诗草木鸟兽虫鱼疏》

《前汉书评林》

《六家名物疏》

《文选六臣注》

《毛诗陆疏广要》

《文选纂注》

《通志略》

《西京杂记》

《杨子方言》

《淮南子》

《新增格古要论》

《山海经》

《太平广记》

《水经注》

《农政全书》

《吕氏春秋》

《汇苑详注》

《抱朴子》

《典籍便览》

《三才图会》

《事文类聚》

《月令广义》

《圆机活法》

《潜确类书》

《群书纂要》

《齐民要术》

《字汇》

《酉阳杂俎》

《续字汇》

《酉阳杂俎续集》

《尔雅翼》

《焦氏类林》

《小尔雅》

《焦氏笔乘》

《逸雅》

《焦氏笔乘续集》

《广雅》

《洪容斋五笔》

《埤雅》

《李肇国史补》

《博物志》

《辍耕录》

《续博物志》

《齐东野语》

《梦溪笔谈》

《琅琊代醉》

《五杂俎》

《闽中记》

《段公路北户录》

《居家必用》

《程羽文花小名》

《桂海志》

《屠本畯野菜笺》

《临海水土记》

《王鸿渐野菜谱》

《真腊风土记》

《高濂野蔬品》

《临海异物志》

《戴凯之竹谱》

《洛阳花木志》

《刘美之续竹谱》

《魏王花木志》

《僧赞宁笋谱》

《园林草木疏》

《柳贯打枣谱》

《南方花木状》

《郭橐驼种树书》

《楚辞芳草谱》

《俞宗本种树书》

《益部方物略记》

《郭义恭广志》

《宛委余篇》

《沈怀远南越志》

《墨客挥犀》

《物类相感志》

《金漳兰谱》

《欧阳公洛阳牡丹记》

《王氏兰谱》

《周氏洛阳牡丹记》

《刘蒙菊谱》

《牡丹八书》

《史正志菊谱》

《扬州芍药谱》

《菊谱百咏图》

《韩彦直橘录》

《陈翥桐谱》

《俞宗本种药疏》

《范成大梅谱》

《王仲遵花史》

《陈思海棠谱》

《高濂珍异药》

《荔枝谱》

《学圃杂疏》

《龙眼谱》

《岭表录异》

《香谱》

《溪蛮业笑》

《名香谱》

《药圃同春》

《禽经》

《海味索隐》

《兽经》

《山家清供》

《古玩品》

《遁园居士鱼品》

《珍珠船》

《盛弘之荆州记》

《陆羽茶经》

《顾微广州记》

《顾元庆茶谱》

《刘欣期交州记》

《冯时可茶录》

《永嘉郡记》

《许次忬茶疏》

《大业杂记》

《罗顺茶解》

《四时宜忌》

《陆树声茶寮记》

《归田录》

《徐献忠水品》

《清异录》

《田艺蘅煮泉小品》

《资暇录》

《泉南杂记》

《异鱼图赞》

《居山杂记》

《黄衷海语》

《八种画谱》

《姚宽业语》

《蠡海集》

《古今录验》

《楚辞集注》　　　　　《松江府志》

《丹铅总录》　　　　　《漳州府志》

《楚辞辨证》　　　　　《邵武府志》

《何首乌录》　　　　　《福州府志》

《柳子厚集》　　　　　《汀州府志》

《彰明附子记》　　　　《常熟县志》

《吴草庐记》　　　　　《河间府志》

《中华古今注》　　　　《余姚县志》

《闽书》　　　　　　　《衢州府志》

《退斋雅闻录》　　　　《宜兴县志》

《大明一统志》　　　　《莱州府志》

《金华府志》　　　　　《江阴县志》

《兴化府志》　　　　　《广西通志》

《太原府志》　　　　　《嘉兴县志》

《泉州府志》　　　　　《广东通志》

《平阳府志》　　　　　《惠安县志》

《宁波府志》　　　　　《浙江通志》

《通州府志》　　　　　《南阳郡志》

《汝南府志》　　　　　《衡岳志》

《吉安府志》　　　　　《赤城新志》

《严州府志》　　　　　《普陀山志》

《兖州府志》　　　　　《罗山县志》

《真定府志》　　　　　《仙都志》

《淮南府志》　　　　　《海盐县志》

《南昌府志》　　　　　《福清志续略》

《镇江府志》　　　　　《八闽通志》

《秦州记》

《艺文类聚》

《北堂书钞》

《天中记》

《白孔六帖》

《事玄要言》

《相牛经》

《留青日札》

《草木子》

《周南林类书纂要》

《郑夹际尔雅注》

《古学汇纂》

《通雅》

《说文解字》

《正字通》

《少补韵会》

《群芳谱》

《茅亭客话》

《涌幢小品》

《避暑录话》

《癸辛杂识续集》

《琅环记》

《癸辛杂识别集》

《鹤林玉露》

《挥尘录》

《增订广舆记》

《老学庵笔记》

《华夷花木鸟兽珍玩考》

《致富全书》

《物理小识》

《增定致富奇书》

《瀛涯胜览》

《便民图纂》

《瀛涯胜览集》

《庶物异名疏》

《星槎胜览》

目 录

炮灸全书

二

卷第二

炮炙全书

八

卷第一

草之属

人　参

甘、微苦，温。要肥大，块如鸡腿并似人形，黄色者，去芦头用。茯苓、马兰①为使，恶卤咸、皂荚、黑豆，反藜芦，畏五灵脂，动紫石英。

人参连皮者黄润，色如防风；去皮者坚白如粉。其似人形者，谓之孩儿参，尤多赝伪。频见风日则易蛀，惟纳瓦罐，杂细辛，密封，可留经年。市之货者，随品立名。曰"土佐向"，单股人参也。世医土佐道寿药物，必要上好人参，非单股不使。故坊间以好人参名"土佐向"，趋②向道寿之义也。曰扎，虽大，皆用数片合而成之，其功力反不及小者也。曰碎，皆人参碎条及拣出于芦参、参须之中者也。曰参须，其根头细毛也。曰浮，以人参完浸，煎取汁，晒干复售者也，又名之服，本草所谓汤参也。浮者，轻匏之谓；服者，取汁而服之义也。又有实铅假重者，俱不任用。曰小人参，始生萨摩州③，今处处有之。三桠五叶，四五月有花，细小，紫白色，结子生青熟红，根横生状如竹节。味甚苦，其须嚼之甘苦，气味微与人参

---

① 兰：《证类本草》第六卷人参条作"蔺"，当从。
② 趋：五年本作"走"。
③ 萨摩州：日本古地名，今鹿儿岛。

相近，又名之三枝五叶草。其苗叶花实虽与《图经》三桠五叶之说相合，然根形迥然不同。凡物有似之而非者，此物决非真人参也。人多有以甘草汤浸煮代人参用者，尤为不可也。天和二年，朝鲜国来聘时，有人以此草问之，彼国医者曰：此百济人参也。按《东医宝鉴》云：人参中心生一茎，与桔梗相似。又不言别有此种。朝鲜来人言，多谬妄，不可冯①信也。曰：唐人参，自清②来货者，味甘微苦，惟要透明似肉，近芦有横纹者，则假参自不得紊之。凡用宜择重实者，此皆藏于市肆者也。又人间有萨摩人参者二种：一种叶似蛇床、胡萝卜辈，根形如人参；一种其叶颇似秋罗叶而狭长，开细红花，结小蒴儿。又别有名人参者，相传加藤清正征朝鲜，得其种以归，气味似胡萝卜，苗叶嫩时可做蔬食。又加贺州③白山产一种草，土人谓之人参，其根大如指许，气味如当归。俱虽非人参，盖亦草中之佳品也。此外滥名者多有之。近人又种防葵以为人参也，采其根蒸造，足以混真也。或又有以白芷根造作者，亦能易紊之。凡此类，若令误服，遗害非浅，故详辨种类以正其伪。人参本不言忌铁器，李子郁④始著之，盖亦因金克木之义而为之说尔，不必在忌列。

---

① 冯：古同"凭"。

② 清：指清朝。

③ 加贺州：日本古地名，今石川县。

④ 李子郁：李言闻，字子郁，号月池，明代湖北蕲春人，李时珍之父，著有《蕲艾传》《人参传》等。

参 芦①

苦，温。

黄 耆

甘，微温。选单股不歧、色润柔软、肉心黄、甘甜近蜜者，去头刮皮，以蜜水涂炙，亦有以酒或盐酒炒之。茯苓为使，恶龟甲、白鲜皮。

近时有富士黄耆，即生富士山者，甲斐越中诸州②皆有之，亦佳，但须选肥润味甘者。折之坚脆及多歧，俱不堪用。

甘 草

甘，平，生寒炙温。选壮大紧纹者，刮去皮。补中宜炙用，泻火宜生用。梢、节、头三者皆生用。白术、苦参、干漆为使，恶远志，反大戟、芫花、甘遂、海藻，忌猪肉。甘草，今甲斐州地方山皆有之。

沙 参

淡、甘，微寒。去头，剉用。恶防己，反藜芦。今之悬钟人参是也。市中误当荠苨，别采蔓参根充沙参，用者宜审。又有唐沙参，乃蒸造者，谓之拳沙参，人多焙用代人参，然其气味功力殊异乎人参，以此代用诚为不胜其任

---

① 参芦：五年本此条下有"近时人参值隆人多以参芦代用不诵本草之过矣"20字。

② 甲斐越中诸州：五年本作"甲斐州地方山"。甲斐、越中，日本古地名，今山梨县、富山县。

矣。沙参处处多有之，八九月宜收。又有细叶沙参，盖一类两种也。

荠苨

甘，寒。去芦头用。

肆中以沙参充荠苨，非是真荠苨。丹后州①鹿崎山多有之，具《采药独断》中。

桔梗

苦、辛，平。去芦，微炒。畏白及、龙胆草，伏砒，忌猪肉。

葳蕤

甘，平。洗，剉，微炒，或以竹刀刮去节皮，蜜水浸，蒸焙用。畏卤咸。

肆中人名地黄②样黄精者是也。以肥润而大为佳，夏月采者不堪用。按：葳蕤增长阳气，与人参同力，一切不足之症可以代人参，但不可与五味子同用耳。

黄精

甘，平。九蒸九晒。味甚甘美。服食黄精者，忌食梅实。

苗叶与葳蕤相似，根如白及，多生北方山中。大者苗高五六尺，根如拳。

---

① 丹后州：日本古地名，今京都。
② 肆中人名地黄：五年本作"市人每名之芐"。芐（hù 户），地黄。

知　母

辛、苦，寒。拣肥润里白者，竹刀去毛，切勿令犯铁器。引经上行，用酒浸焙；下行，盐水润焙。得黄蘗、酒良，伏盐、蓬砂。

肉苁蓉

甘、酸、咸，温。皮如松梢有鳞甲，形柔软如肉。酒浸一宿，刷去浮甲，劈破，中心去白膜一重，焙干用，或酥炙得所。

李中立①曰：肉苁蓉，肥大柔软者佳，干枯瘦小者劣。今人多以金莲根、草苁蓉、嫩松梢盐润充之贾利②，用者宜审。

锁　阳

甘、咸，温。酒润焙。

陶九成③《辍耕录》云：锁阳生鞑靼④田地，发起如笋，上丰下俭，鳞甲栉比，筋脉联络，绝类男阳，即肉苁蓉之类。土人掘取，洗涤去皮，薄切晒干，以充药货，功力百倍于苁蓉。

---

　　①　李中立：明代著名医药学家，字士强，又字正宇，号念山，雍丘（今河南杞县）人。著有《本草原始》。
　　②　贾利：《本草原始》无此2字。
　　③　陶九成：陶宗仪，字九成，号南村。元末明初史学家、文学家，浙江黄岩人。著有《辍耕录》。
　　④　鞑靼（dádá 达达）：古代对北方游牧民族的称呼。

天　麻

甘、辛，平。洗净，以酒浸一日夜，湿纸包，糠火中煨熟，取出切片，焙用。破开明亮坚实者佳。

白　术

苦、甘、辛，温。去芦，炒用。防风、地榆为使，忌桃、李、菘菜、青鱼、雀肉。

苍　术

辛烈、苦，温。焙用。使忌同白术。

二术留皮者，当以米泔水浸半日，去粗皮。肆中售者多削净，不可水浸，更泄性味。凡用不拘州土，惟白为胜。市人每误认代名用，宜自分辨之。二术虽是一类，然根苗气味微有不同，故各自施用。又二术俱有清来者，甚佳。按郑七潭①曰：白术不必泔浸。健胃炒用，其余皆生用可也。

苍术苗高二三尺，其叶抱茎而生，梢间叶似棠梨叶，其脚下叶有三五叉，皆有锯齿小刺，根如老姜之状，苍黑色，肉白，有油膏，味苦、辛，气烈。白术叶稍大而有毛，根如指大，状如鼓槌，亦有大如拳者，味苦、甘，气和，俱处处山中多有之。今人误谓二术于一物之中，以根老嫩分苍白，或又以为诸州皆产苍术而白术所无也，实为不善识矣。

---

①　郑七潭：郑宁，字七潭。明代人，著有《药性要略大全》。

狗脊

苦、甘，微温。选金毛者，火燎去须，细剉，酒浸，蒸，晒用。萆薢为使，恶败酱、莎草。今人以垂水草为狗脊，非是。

贯众

苦，微寒。去皮毛，剉，焙。藋菌①、赤小豆为使，伏石钟乳。今人多以背白草为贯众，非是。

巴戟天

甘、辛，微温。以酒浸，去心，剉，焙。若急用，以滚水浸软，去心。覆盆为使，恶雷丸、丹参、朝生②。巴戟天本有心，干缩时偶自落或抽去，故中心或空，非自有小孔也。以肉厚者为胜。方家误以为其根嫩白老紫，多要紫色者为良，故致使售者以黑豆汁沃之，欲其色紫，殊失气味。巴戟叶似茗，开黄花，其根白，状如连珠，都无紫色者。二月、八月采根阴干，其气味与药中紫色者亦不同也。《图经》云：有一种山律根，正似巴戟，但色白。土人采得以醋水煮之，乃以杂巴戟，莫能辨也。但击破视之，中紫而鲜洁者，伪也；其中虽紫，又有微白，糁③有粉色，而理小暗者，真也。真巴戟，嫩时亦白，干时亦煮治使紫，力劣弱耳。此说亦袭其嫩白老紫之误尔。余往年

---

① 藋（huán 还）菌：又名藋芦。
② 朝生：即木槿。
③ 糁（sǎn 散）：散落。

植视之，乃知紫者都非真色。

远志

苦，温。以甘草汤浸一宿，去骨，焙干用。畏珍珠、藜芦、蜚蠊、齐蛤，得茯苓、冬葵子、龙骨良。

苗名小草，细茎如线，叶似黄杨。《本草》① 云似麻黄者，失之详审。处处多有之，人莫之能识，或以小桔梗花为远志，非是。有大叶、小叶两种。

淫羊藿

甘、辛，温。山药、紫芝为使，得酒良。

淫羊藿，今之碇草也，山谷多有之。自清来货者，皆陈久之物，殊乏气味，不堪用。五、六月采之，阴干，色青味全。

仙茅

甘、辛，微温，有小毒。以清水洗，竹刀刮去皮，米泔浸去赤汁，酒拌蒸之，曝干用。犯铁器、牛乳，斑人鬓发。

玄参

咸、苦。选黑润者，用蒲草重重相隔，蒸晒。勿犯铜器，犯之损人喉，丧人目。恶黄耆、干姜、大枣、山茱萸，反藜芦。

地榆

甘、酸、苦，寒。宜生用，见火无功。恶麦门冬，伏

---

① 本草：指《本草纲目》。

丹砂、雄黄、硫黄。此草名歪列木高①也。

丹　参

苦，平、微温②。酒润，微焙。畏盐水，反藜芦。

紫　草

甘、苦、咸，寒。嫩而紫色染手者佳。去根，取茸用。

白头翁

苦，温。得酒良。花、子、茎、叶同。

白　及

苦、辛，微寒。微火略焙。紫石英为使。恶理石，畏杏仁、李核，反乌头。花名箬兰，贵重可喜，今之紫兰是也。亦有花白者。或以独头兰为白及，误矣。

三　七

甘、微苦，温。色黄黑，状略似白及，长者如干老地黄，有节，味颇似人参。试法：以末掺猪血中，血化为水者，乃真。

按李濒湖③曰：近传一种草，春生苗，夏高二三尺，叶似菊艾而劲厚，有歧尖，茎有赤棱，夏秋开黄花，蕊如金丝，盘纽可爱，花干则絮如苦荬絮，根叶味甘，治金疮

---

① 歪列木高：日本方言音译。
② 微温：《证类本草》第七卷丹参条作"微寒"，义胜。
③ 李濒湖：李时珍，字东璧，号濒湖，明代湖北蕲州人。著有《本草纲目》《濒湖脉学》等。

折伤出血，及上下血病甚效。云是三七，而根如牛蒡，与南中来者不类，恐是刘寄奴之属。甚易繁衍，此草今人间遍有之。其南中来者不备著苗状，又别无考也，其草或亦有之而未睹矣。

黄连

苦，寒。去芦及须。治本脏之火，生用；治肝胆之实火，以猪胆汁浸炒；治肝胆之虚火，以醋浸炒；治上焦之火，以酒炒；治中焦之火，以姜汁炒；治下焦之火，以盐水或朴消炒；治气分湿热之火，以茱萸汤浸炒；治血分块中伏火，以干漆水炒；治食积之火，以黄土炒。不独为之引导，盖辛热能制其苦寒，咸寒能制其燥性，在用者详酌之。黄芩、龙骨、理石为使。恶菊花、玄参、白鲜皮、芫花、白僵蚕，畏款冬、牛膝。解巴豆、轻粉、附子毒。大忌猪肉、冷水。

胡黄连

苦，大寒。外黄心黑，干如杨柳枯枝，折之尘出者，乃为真也。恶菊花、玄参、白鲜皮。解巴豆毒。忌猪肉，令人漏精。当药草，人或用充胡黄连，非是。

黄芩

苦，寒。破烂者名宿芩，乃旧根，多中空，外黄内黑，即今所谓片芩也。圆者名子芩，乃新根，多内实坚，即今所谓条芩也。深色坚实者佳。刮去外衣内朽，切片，酒炒上升。山茱萸、龙骨为使。恶葱实，畏牡丹皮、藜芦、丹砂。

奸商多以南天竹、撒沙爷起[1]草根假伪乱真，用者宜辨认。

秦 艽

苦，平。以左文者为良。破开除土、去芦，以湿布拭净，日干用。菖蒲为使。畏牛乳。人或取猫草根当秦艽，非是。

柴 胡

苦、平，微寒。去芦及须，以水洗净，剉用，勿令犯火。欲上升，用根，酒浸；欲下降，用梢。半夏为使。恶皂荚、蜀葵，畏藜芦、女菀。

《本草》云：苗有如韭叶者、竹叶者，以竹叶者为胜。即今之镰仓柴胡，乃此种也。但初生苗如韭后叶似竹耳，非有二种也。市中有名沙柴胡者，即鸡腿儿草也。又有牵牛柴胡，即猫草根，亦名沙柴胡，俱与柴胡大别也，皆物之传伪者，不宜入剂。又有银柴胡，根形类沙参而大，皮皱色黄白，肉有黄纹，李东璧所谓市人以伪充银柴胡，殊无气味者也。又按，李念莪[2]云：治劳与疳证乃银州柴胡，别为一种。郭章宜[3]云：产银夏者独胜，微白而软者为银柴胡，用以治劳弱骨蒸。其说不同，当更考之。

---

① 撒沙爷起：日本方言音译。
② 李念莪：明末医家，字士材，名中梓，江苏松江人。著有《本草通玄》等。
③ 郭章宜：郭佩兰，字章宜，清代江苏吴县（今属苏州）人。著有《本草汇》。

前 胡

甘、辛，平、微寒。去芦用。半夏为使。恶皂荚，畏藜芦。

前胡草，状屡改，观注《本草》者误谓有三四种，究其实即是一物也。生下湿地，其根白色。但药中取贮者，俱夏月采之，且不极洗净，故体不实而色亦淡黑，香味都不佳。其云叶如野菊、根皮黑、肉白者，皆谬说。

防 风

甘、辛，温。水洗，去芦，以黄色而润者为佳。又头者发狂，又尾者发痼疾，禁之。畏萆薢，杀附子毒，恶藜芦、白蔹、干姜、芫花。

市中①有笔防风入药，宜用之。又有削防风、滨防风，俱非是。真防风，叶微似水芹②，与此二种大别也。削防风，即防葵根也，滨防风亦防葵类，见《食物传信》中。

防 葵

甘、辛。

今人谓之木防风，用以为防风，非是。

独 活

甘、苦、辛，微温。去皮或焙用。

羌 活

苦、辛，温。紫色节密者，去黑皮，腐烂用。

---

① 中：五年本作"卖"。
② 叶微似水芹：五年本作"初苗似附子"。

羌活与独活种自不同也，今人多以独活紫牙充羌活，误矣。市中有唐羌活，其色不紫者，盖水白芷也。水白芷，解散，亦或用之。

升　麻

甘、辛、苦，平、微寒。形细而黑，极坚实，削去皮，青绿色者，谓之鸡骨升麻；外黑里白而紧实者，谓之鬼脸升麻。去须及头芦用。今人以春雪花或梅根①为升麻，俱非是。

苦　参

苦，寒。用糯米泔浸一宿，其腥秽气并浮在水面上。须重重淘过，蒸干。少入汤药，多作丸服。治疮，浸酒；治肠风，炒至烟起为末。玄参为使。恶贝母、菟丝子，反藜芦。

白鲜皮

苦，寒。去粗皮。恶螵蛸、桔梗、茯苓、萆薢。

白鲜花艳可爱，世多无有知者。市人乃剥木槿及木芙蓉花根皮以假伪，宜审之。

延胡索

苦、甘、辛，温。如半夏，色黄。上部酒炒，中部醋炒，下部盐水炒。

贝　母

苦、辛，平、寒。黄白轻松者为良，油黑重硬者勿

卷第一
一三

---

① 梅根：五年本作"水引花"。

用。去心，糯米拌炒，米熟为度。厚朴为使。恶桃花，畏秦艽、莽草、矾石，反乌头。

独颗非两片者，名丹龙眼[①]，不可入药。误服令人筋脉永不收，用黄精、小蓝汁合服，立愈。

山慈菇

甘、微辛，有小毒。根苗绝类老鸦蒜，但蒜根无毛，慈菇有毛壳包裹，为异。用去毛壳，焙。苗枯即掘，迟则苗腐难寻矣。忌甘草。

今多以宫人草、忽地笑[②]及石蒜为山慈菇，非是。其类都相似，但山慈菇春间发花，根无瓣形，如水慈菇而茸毛固壳也。山慈菇、宫人草、忽地笑、石蒜具有金灯之名，其物既相近而名亦易混如此[③]。

茅　根

甘，寒。洗去衣皮。忌铁器。花亦入药。

龙胆草

苦、涩，大寒。甘草汤浸一宿，晒干用。贯众、小豆为使，恶地黄、防葵。

细　辛

大辛，温。曾青、枣根为使。恶黄耆、狼毒、山茱

---

① 丹龙眼：《证类本草》第八卷贝母条作"丹龙精"。

② 宫人草忽地笑：五年本作"铁色箭"。

③ 其类都相似……易混如此：此段五年本作"又药铺有自清来山慈姑其形与李中立郭章宜所图相合然无毛壳不瓣解盖非真也用宜审之"38字。五年本认为"瓣解"者是山慈菇；十五年本认为"根无瓣形"者为山慈菇，十五年本义胜。

黄，忌生菜、狸肉，畏消石、滑石，反藜芦。

细辛根细①，味极辛，有紫白二色，南部地方多有之。药肆中往往以马蹄香充之，非是也。又有杜蘅，与马蹄香相类，俱根粗而少辛味。《本草》注混二物为一，盖系不识杜蘅也。杜蘅其气如蘼芜，北地有之。

白　薇

苦、咸，寒。以酒洗用。恶黄耆、大黄、大戟、干姜、大枣、干漆、山茱萸。

当　归

甘、辛，温。凡用去头尖硬处并尘土，以水洗净，切片，微焙。行表酒洗，行上酒浸。头止血而上行，身养血而中守，梢破血而下流，全活血而不走。恶蔺茹、湿面，畏菖蒲、海藻、牡蒙、生姜，制雄黄。

按：当归以紫色者为胜，闻此种产越中州山中，而人不知采为时用，甚为可恨也。今太和山城州②诸处多栽莳为货，其色白，且为较利，采时沸汤略煮过，日晒干，不堪入药。惟冬月掘取者，乃以水洗净晒干，润而甘香，宜用之。纳之瓦罐，密封，可免蛀坏。

芎　䓖

辛、苦，温。白芷为使。畏黄连，伏雌黄。蘼芜③芎

---

① 细辛根细……北地有之：此段五年本作"细辛叶如葵柔茎细根色紫味极辛嚼之习如椒而更甚于椒人家园亭多以盆植名之葵俗家谓植之不霘乃此也叶似马蹄茎粗根曲色黄白味微辛者杜衡也今误呼为细辛"70字。

② 太和山城州：日本古地名，今奈良、京都地区。

③ 蘼芜：五年本作"雀脑"。

产丹后州，最胜他处。

蛇床子

苦，平，甘、辛。去尘土，净用。恶牡丹皮、贝母、巴豆，伏硫黄。

藁　本

苦、辛，微温。恶菌茹，畏青葙子。市名牵牛藁本者乃真，余非是。

白　芷

辛，温。市人寸截或片削，以石灰拌匀，晒收。用时水洗净。当归为使。恶旋覆花，制雄黄、硫黄。

芍　药

苦、酸，寒。多生用。避其寒，酒炒；入血药，醋炒；血虚者，煨用。须丸为使。恶石斛、芒消，畏消石、鳖甲、小蓟，反藜芦。须丸即代赭石，一名别本作雷丸。

山产者力洪，人家种植者根虽肥大，而香味不佳。其品滋多，入药宜单瓣之根。赤白随花之色也。有木芍药、草芍药二品。药中所用多取信浓州①者，色绝白。闻信浓州产山锡杖，又谓之土鸦结皮②，掘采货于四方，花叶如单瓣芍药而微异，即草芍药也。

牡　丹

苦、辛，微寒。赤者利血，白者补人。以铜刀劈破，

---

① 信浓州：日本古地名，今长野县。
② 土鸦结皮：日本方言音译。

去骨，酒洗，微焙。畏贝母、大黄、菟丝子，忌蒜、胡荽，伏砒。

木 香

苦、辛，温。形如枯骨，味苦粘牙者良。凡入理气药，只生用之；若欲止泻，须以面裹煨熟用。

李濒湖曰：昔人谓之青木香，后人因呼马兜铃根为青木香，乃呼此为南木香、广木香以别之。今人又呼一种蔷薇为木香，愈乱真矣。

按寇宗奭曰：常自岷州出塞，得青木香，持归西洛。叶如牛蒡但狭长，茎高二三尺①，花黄，一如金钱，其根即香也，嚼即辛香②，尤行气。此种今见有之，人亦多识之。

高良姜

辛，大温。炒用。

红豆蔻

即高良姜子。苦、辛，温。炒过入药。肆中名伊豆缩砂售者，乃此也。

草豆蔻

涩、辛，热。面裹煨去皮用。

---

① 二三尺：《本草衍义》卷七木香条作"三四尺"。
② 其根即香也嚼即辛香：《本草衍义》卷七木香条作云"则青木香也生嚼之极辛香"。

草　果

大辛，热。《本草》载与草豆蔻同条，不分主治，然虽为一物，治微有不同。长大如诃子，皮黑厚而棱密，子粗而辛臭。草豆蔻大如龙眼，而形微长，皮黄白，薄而棱峭，其仁大如缩砂而辛香气和也。

白豆蔻

辛，大温。去皮研细，不见火，乘沸点服。

缩　砂

辛、涩，温。先和皮慢火炒熟，去壳研用。

益　智

辛，温。去壳，盐水炒，研用。

荜　茇

辛，热。去梃用头，以醋浸一宿，焙干，刮去皮、粟子，令净，免伤肺，令人上气。

肉豆蔻

苦、辛，温。形类弹丸，油色肥实者佳。以糯米粉裹于糠火中煨熟，去粉用，勿犯铁器。

补骨脂

苦、辛，大温。微炒用。一法用盐酒浸一宿，蒸过，晒，微炒用。恶甘草，忌芸薹及诸血。得胡桃、胡麻良。

姜　黄

苦、辛，温。色比郁金甚黄，形较郁金稍大，两药实不同种。

李中立曰：近时以扁如干姜形者为片子姜黄，可浸水染色。

郁　金
辛、苦，寒。色外黄内赤，体圆有横纹，如蝉腹状，圆尖而光明脆彻，苦中带甘味者乃真。

蓬莪茂
苦、辛，温。极坚难捣，须热灰中煨令透，乘热捣之，即碎如粉。得酒、醋良。

荆三棱
苦，温。黄白体重者佳。面包火炮，加醋浸，复炒用；或煮熟焙干亦良。

香附子
甘、苦、辛、涩，微寒。状如枣核，周匝有毛，曝干，火去毛。忌犯铁器。或生，或酒、醋、盐水、姜汁、童便浸炒，诸法皆从本方。得童便、醋、芎䓖、苍术良。

藿　香
甘、辛，微温。捡去枝梗，水洗用。市家多掺棉花叶、茄叶假充，不可不细辨①。

肆中有名埋藿香者非真，其名青叶者可用。自种，

---

① 捡去枝梗……细辨：此段五年本作"水洗净用"4字。

五、六月盛时摘叶①阴干，甚芳郁，最为佳。凡采叶药，须视叶阴有蛛网者去之，其叶干后颇难捡净。按《致富奇书》云：藿香入药，摘青叶，炮汤饮之，可除霍乱。

兰 叶

辛、平、甘，寒。水洗净用。

凡用宜建兰叶。朱震亨所谓能散久积陈郁之气，甚有力者乃此也。又别一种药品，不解何故。李东璧考据甚核，惟知此非古时水泽之兰，而遂执其说，以不复立兰花一条，可谓亦误矣。

零陵香

甘、平，温。水洗净，伏三黄、朱砂。

兰 草

辛、甘，平。

泽 兰

甘、苦、辛，微温。防己为使。

兰草与泽兰同类而种有殊，俱生水旁下湿之地，但以茎圆节长而叶光有歧者为兰草。雷敩所谓大泽兰也。茎方节短而叶有毛者为泽兰，所谓小泽兰也。俱四、五月盛时采之，阴干。

马 兰

辛，平。根、叶同。即今绀菊花。

---

① 摘叶：五年本作"采采"。

香　薷

辛，微温。忌火亦忌日，去茎用叶及穗。

薄　荷

辛，温。去梗用叶。

按：薄荷、水苏，俱名之龙脑薄荷，二物同名也。今俗中薄荷有二种，其名为龙脑薄荷者，真也。山薄荷考之本草，臭苏即此是也，人或用当薄荷，大谬。

小茴香

辛、甘，平、温。形如麦粒，宜入料食。

大茴香

形如柏实，裂成八瓣。性热，不宜入食料。得酒良，炒黄用，得盐则入肾经。

药肆所卖者，多将施巳密①实中截杂大茴香，饰伪似真。施巳密有大毒，其实杀人，用宜仔细辨之。

积雪草

苦、辛，寒。三月采，伏硫黄。

水　苏

辛，微温。五、六月盛时采。

水苏，方茎中虚，叶似藿香②而微长，密齿，面皱色

---

① 施巳密：日语方言音译。五年本作"鼠莽"，本节下同。
② 藿香：《本草纲目》第十四卷水苏条作"苏叶"。

青，对节生，气甚辛烈。六、七月开花成穗，青紫色①，多生水岸旁，苗高七八尺。今人以麝香草为水苏，非是。

菊 花

甘、微苦，平。忌火，去蒂。白术、枸杞根、桑白皮为使。

李濒湖曰：《本经》言菊花味苦，《别录》② 言菊花味甘，诸家以甘者为菊，苦者为苦薏，惟取甘者入药。谨按张华《博物志》③ 言，菊有两种，苗花如一，惟味小异。苦者不中食。范至能《谱序》言：惟甘菊一种可食，仍入药饵，其余黄白二花皆味苦，虽不可饵，皆可入药。其治头风则白者尤良。据此二说则是菊类自有甘苦二种。食品须用甘菊，入药则诸菊皆可，但不得用野菊名苦薏者尔。

艾 叶

苦、辛，温。拣取净叶，扬去尘屑，入石臼杵捣熟，去渣滓，捣至如绵细软，谓之熟艾。若生艾灸火则伤人肌脉，用时焙燥则灸火得力。若入丸散须用糯米浓饮揉艾叶成饼，晒干或瓦炕干，一研成粉。苦酒、香附为使。

按《容斋随笔》④ 云：艾难着力，若入白茯苓三五片同碾，即时可成细末，亦异也。然恐是艾见制于茯苓，不

---

① 青紫色：《本草纲目》第十四卷水苏条作"水红色"，义胜。
② 别录：即《名医别录》。
③ 博物志：西晋张华（232—300）编撰，分类记载异境奇物、古代琐闻杂事及神仙方术等。
④ 容斋随笔：南宋洪迈著，史料笔记，被历史学家公认为研究宋代历史必读之书。

宜入剂。

茵陈蒿

苦，微寒。去茎用叶。

茵陈蒿经冬不凋，更因旧苗而生，冬春间茎叶俱白，至夏色绿，即今人呼为滨艾者。

青 蒿

苦，寒。用叶。童便浸一日夜，晒干用。根、茎、子、叶不可同使，同使则翻成痼疾。伏硫黄。

凡蒿淡青，此蒿青翠，至秋余蒿立黄，此蒿独青，谓之青蒿。其气芬芳，故谓之香蒿。黄花蒿与此相似，惟色不深青，其气亦薄，沈括①所谓一种黄色者，盖是也；药肆中多采充青蒿，非是。

白 蒿

甘，平。四、五月采。

白蒿叶似牛尾蒿而不对茎。叶俱白，四时皤②皤。至秋开细白花如小菊，多生沙碛上，今人称滨毛耳朵者是也。昔人多混茵陈蒿以为白蒿用者，宜审。

庵䕡子

苦、辛，微温。阴干用。荆实、薏苡为使。

茺 蔚

即益母草。辛、微苦。制硫黄、雌黄、砒石。

---

① 沈括：字存中，号梦溪丈人，北宋杭州钱塘人。著有《梦溪笔谈》。
② 皤（pó 婆）：形容白色。

茺蔚子

甘、辛，微温。微炒香，灰制硫黄。

夏枯草

苦、辛，寒。土瓜为使，伏汞砂。

今人误指鞴鞁①草为夏枯草，非是。

刘寄奴

苦，温。茎、叶、花、子皆可用，酒蒸，晒干。

旋覆花

咸、甘，微温，有小毒。去皮及蒂，微焙。

青葙子

苦，微寒。用时先烧铁杵臼，乃捣用之。

鸡冠子

甘，凉。炒用。花焙用。忌鱼腥、猪肉。

红　花

辛、甘、苦，温。入酒良。

大　蓟

苦、甘，温。酒洗或童便拌，微炒。

小　蓟

苦、甘，温。制同大蓟。

---

① 鞴鞁（bùchá 步查）：箭袋。

续　断

苦、辛，微温。酒浸，焙干。地黄为使。恶雷丸。

李濒湖曰：续断之说不一。桐君言是蔓生，叶似荏。李当之①、范汪②并言是虎蓟。《日华子》③言是大蓟一名山牛④蒡。苏恭⑤、苏颂⑥皆言叶似苎麻，根似大蓟。而《名医别录》复出大小蓟条，颇难依据，但自汉以来皆以大蓟为续断相承久矣。究其实则二苏所云似于桐君相符，当以为正。今人所用，以川⑦中来，色赤而瘦，折之有烟尘起者为良焉。《郑樵通志》⑧谓范汪所说者乃南续断，不知何据，盖以别川续断耳。

续断，今俗谓之舞列草者，此也。秋冬间生苗，干四棱，叶似藿香，又类苎麻，两两相对而生，至春开花，其花及子似益母草。紫茎者花红，白茎者花白，根如大蓟，在处有之。药肆所卖者皆大小蓟根也，非是。接骨木、桑寄生亦名续断，名同而物异。

① 李当之：三国时期著名医家，为名医华佗弟子。
② 范汪：字玄平，又称范东阳，东晋医家。撰有《范汪方》。
③ 日华子：原名大明，唐代本草学家。著有《日华子本草》。
④ 牛：原作"午"，据《本草纲目》第十五卷续断条改。
⑤ 苏恭：唐代药学家。主修《新修本草》。
⑥ 苏颂：字子容，宋代药物学家。著有《图经本草》。
⑦ 川：原作"州"，据《本草纲目》第十五卷续断条改。
⑧ 郑樵通志：为郑樵的代表作。郑樵，字渔仲，南宋兴化军莆田人。宋代史学家、目录学家。书中《昆虫草木略》是中国古代一部重要的、专门论述植物和动物的文献。

漏 芦

苦、咸，寒。根苗皆可用。连翘为使。

李濒湖曰：按沈存中《笔谈》云，今方家所用漏芦，乃飞廉也。飞廉一名漏芦，苗似苦芺①，根如牛蒡，绵头者是也，采时用根。今闽中所谓漏芦，茎如油麻，高六七寸②，秋深枯黑如漆，采时用苗，乃真漏芦也。

飞 廉

苦，平。用根及花。得乌头良。恶麻黄。

今鬻花木者，名之鬼蓟花，即此也。

苎 根

甘，滑、冷。叶，五月收，阴干。

大 青

甘、微咸，大寒。三月、四月采茎叶，阴干用。

蠡 实

甘，平。凡入药炒过用。治疝则以醋拌炒之。

苍 耳

苦、辛，微寒，有小毒。五月五日采，阴干。忌猪肉、马肉，米泔，害人。伏硇砂。

苍耳实

甘，温，有小毒。炒熟捣去刺，酒拌蒸用，忌同

---

① 苦芺（ǎo 袄）：草名，蓟类。
② 寸：原作"尺"，据《梦溪笔谈》改。

茎叶。

天名精

辛、甘，寒，有小毒。五月采，阴干用。垣衣、地黄为使。

鹤虱

即天名精之子。苦、辛，凉，有小毒。微炒用。

豨莶

苦，温①，有小毒。五、六、七月采收，净洗，曝干，入甄中，层层洒酒与蜜，九蒸九晒用。

芭蕉油

甘，冷。以竹筒插入皮中取出，瓶盛之。

麻黄

甘、辛、苦，温。宜用陈久者，去根节，煮数沸，抹去上沫，焙干用。黄芩为佐，厚朴、白薇为使。恶辛夷、石韦。

麻黄根节

甘，平。水洗，剉用。

木贼

甘，微温。去节用。

---

① 温：《证类本草》第十一卷豨莶条作"寒"。

卷第二

草之属

地　黄

甘、苦，寒。选沉水者用。酒浸则上行外行，姜汁浸则不腻膈。忌铜、铁器，令人肾消发白，男损营，女损卫。得清酒、麦门冬良。恶贝母，畏芜荑，忌葱、蒜、莱菔。采得即用者为生，晒干收者为干，以法制过者为熟。

熟地黄

甘、苦，微温。用砂锅、柳甑，衬以荷叶，将生地黄酒润，用缩砂仁粗末拌蒸，盖覆极密，文武火蒸半日，取起，晒极干。如前又蒸九次为度，令中心透熟纯黑，乃佳。一法，地黄坚实者，晒干，以手擘之有声为度，好酒拌匀，置瓷瓮内包固，重汤煮一昼夜，名熟地黄，然终不及前法。

地黄掘出洗净，肥大沉水者正堪简用。宜用新根，其宿根当年朽腐，虽肥大而生气将尽之物，不宜入药。市人掘采，裹之草席中，或置之锅内，沃热水，复以灰拌晒，惟较增秤两，不顾药性之有伤也。其不犯铁和灰者，皮肉俱黄白色，市中名之白干。然不必是选沉水者也，地黄干后皆能沉水，但鲜时有沉水者极少①。按《物理小识》②

---

① 极少：五年本作"极为不多易获"6字。
② 物理小识：明末学者方以智著，是一部百科全书式的学术著作。

云：地黄酒九蒸，捣烂，以山药末和为饼，再曝之，一碾即末矣。

牛膝

甘、酸，平。用长大柔润者，去芦头。欲下行生用，滋补焙用，或酒拌蒸过用。恶荧火、龟甲、陆英，畏白前，忌牛肉。

紫菀

苦、辛，温。去头须，洗净，焙用，或酒洗。款冬花为使。恶天雄、瞿麦、藁本、雷丸、远志，畏茵陈。

麦门冬

甘，平。以滚水润湿，少顷抽心。或以砂锅焙软，乘热去心，不尔令人烦。若以水浸多时去心，柔则柔矣，然气味都尽，用之不效。天门冬亦然。畏其寒者，以酒浸用。地黄、车前为使。恶款冬、苦瓠、苦芙，畏苦参、青襄①、木耳，伏石钟乳。

麦门冬大小三四种，功用相似。其叶小者如韭，大者如建兰，多纵纹且坚韧，长及尺余，四季不凋，根黄白色有须在，根如连珠。四月开淡红花，如红蓼，实圆碧如珠。

萱草根

甘，凉。去心用。

---

① 青襄：巨胜之苗，可做蔬食。巨胜，胡麻。

淡竹叶

甘，寒。处处原野有之。春生苗，高数寸，细茎绿叶，俨如水竹之茎叶，其根一窠数十须，须上结子与麦门冬一样，但坚硬尔。随时采之。八、九月抽茎结小长穗。

淡竹叶异类而同名者有四物，用者宜详审。

黄蜀葵子

甘，寒、滑。水淘净用①。

丽春草

三月采花。丽春草花四瓣，艳类罂粟而小，即虞美人草也。

款冬花

辛，温。择未舒嫩蕊，去向外裹壳，甘草水浸，晒干用。杏仁为使，得紫菀良。恶皂荚、消石、玄参，畏贝母、辛夷、麻黄、黄耆、黄芩、连翘、青葙。然虽畏贝母，得此反良。物有相制故也。如半夏畏生姜，得之则制其毒，而愈能奏功也。

款冬花以生于山中者为良，圃产不堪用。药肆中有唐款冬花，乃以枇杷花假伪者，不可不细认也。

鼠曲草

甘，平。款冬花为使。药肆中取此花以当芫花，

---

① 黄蜀葵子……水淘净用：此段下五年本有"败酱"条"败酱苦平疑即今女郎花是也"12字。

大谬。

决明子

甘，平。炒熟研细。蓍实为使。恶大麻子。

瞿　麦

甘，寒。炒用。蘘草、牡丹为使。恶螵蛸，伏丹砂。

王不留行

甘、苦，平。焙用。

葶苈子

辛，寒。炒用，榆皮为使，得酒良。恶白僵蚕、石龙芮。宜大枣。

葶苈高五六寸，叶茎及花都似小荠。三月开花微黄色，结荚扁而圆，不复如荠，有三角。惟此为异耳。

车前子

甘，寒。淘净，晒干。入汤液炒过用，入丸散酒浸一夜，蒸熟，研烂作饼，晒干，焙用。常山为使。

马鞭草

苦，微寒。七、八月采苗叶，阴干。伏丹砂、硫黄。

龙牙草

辛，寒。春夏生叶，采无时。

按《闽书》曰：治痢最神。《本草》谓即马鞭草，非也。

蛇衔

苦，微寒。采无时。

生下湿地，一茎五叶或七叶，开黄花。此与紫背龙牙全别，今人谓之雄蛇莓也。

灯笼草

苦，寒。

蒴藋

酸，温。

青黛

咸、甘，寒。外国蓝靛之英华也。波斯国者不可得也，今惟以干靛充用。售者复以干淀充之，然内多石灰，不可轻用，须淘之数次，取浮标用。或用青布浸汁代之。

虎杖根

甘、苦，微温。刮去上皮用。

蒺藜

苦、辛、甘，温。拣净，炒去刺。乌头为使。

沙苑蒺藜

甘，温。绿色，嚼之有绿豆气者良。

出同州沙苑牧马草地，故谓之沙苑蒺藜。苗状似杜蒺藜，子成颗粒，褐绿色，故又名之黑蒺藜，以别其有刺芒者。《本草纲目》中以此为白蒺藜，殊为不当，疑字伪耳。

萹 蓄

甘，涩。四、五月采苗，阴干。

紫花地丁

苦、辛，寒。

紫花地丁今俗谓之须密列①，又谓之牵驹草。其花有数色，一种沟壑边生者起蔓。

威灵仙

苦，温。一根丛须数百条，长者二尺许，初时黄黑色，干则深黑色，称铁脚威灵仙，以此色。如或黄或白者，皆不可用。忌茶茗及麸面汤。

威灵仙，今名九盖草者即此是也。人多以徐长卿及仙人草为威灵仙，俱非是。仙人草有毒，勿误用。

牛 扁

苦，微寒。六月采。

大 黄

苦，寒。凡用有生、有熟、有蒸，不得一概用。欲下行者，生用，邪气在上者，必须酒浸引上，至高驱热而下。酒浸入太阳经，酒洗入阳明经，余经不用酒。黄芩为使。恶干漆。忌冷水。

肆中有片者，穿眼者，俱清来者也。片者润而坚硬，穿眼者轻燥不实。采时皆以火石焙干货卖，更无生者用

---

① 须密列：日语方言音译。

之，亦不须更多炮炙、蒸煮。今大和山城、丹后诸州皆有之，以紫地锦文者为佳。售者多以羊蹄草根假之，不可不细认也。

羊蹄根

辛、苦，寒，有小毒。能制三黄、砒石、水银、丹砂。子名金荞麦。

商　陆

酸、辛、苦，寒。取花白者根，铜刀刮去皮，薄切，以东流水浸两宿，同黑豆拌蒸，晒用。得大蒜良，忌犬肉。赤者有毒，能伏硇砂、砒石、雌黄、粉锡。

茵　茹

酸、咸、辛，寒，有毒。似萝卜根，断则流汁，黑凝如漆。甘草为使。恶门冬。

大　戟

甘、辛、苦，寒，有小毒。以浆水煮之，晒干，剉用。赤小豆为使。反甘草，畏菖蒲、芦苇、鼠屎，恶薯蓣。

大戟，近道多有之，生平泽最多。春生红牙如芍药，渐长，丛似初生杨柳。高二三尺，中空，折之有白汁。三、四月开黄花，结子。人不知其为药，视之为无用之草。药肆中以他物假充，可恨也。

泽　漆

苦，微寒。三月采茎叶，阴干。小豆为使。恶薯蓣。

甘　遂

苦，寒，有毒。作连珠，大如指头，赤皮者佳，白者性劣。用水淘去黑汁，水清为度，面裹煨熟，以去其毒。瓜蒂为使。恶远志，反甘草。

续随子

辛，温，有毒。去壳取色白者，研烂，纸包压去油取霜用。服后泻，多以醋同粥吃，或酸浆水，即止。

蓖麻子

甘、辛，平，有毒。凡使以盐汤煮半日，去皮取子，研用。服蓖麻者一生不得食炒豆，犯之胀死。其油能伏丹砂、粉霜。

取蓖麻油法：研烂入水煮之，有沫撇起，沫尽方止。取沫煎至滴水不散为度。

藜　芦

辛、苦，寒，有毒。宜用葱管者。去头，用糯米汁煮之，晒干用。黄连为使，反细辛、芍药、人参、沙参、紫参、丹参、苦参，又与酒相反，同用杀人。恶大黄，畏葱白，服之吐不止，饮葱汤即止。今人以千年蒀①为藜芦，非是。

黑附子

辛，温，有毒。重一两以上，矮而孔节稀者佳。生用

---

① 千年蒀（yūn 晕）：五年本作"稳没兔"。千年蒀，即万年青。

则发散，熟用则峻补。生用去皮脐。熟用以水浸过，炮令皴，拆去皮脐，切片，炒黄色去火毒用；或童便浸一日，去皮切作四片，童便及浓甘草汤同煮，汁尽为度，烘干。地胆为使。畏防风、黑豆、甘草、人参、黄耆、绿豆、乌韭、童便、犀角，恶蜈蚣。忌豉汁。

李中立曰：市肆售者有以盐水浸之，取其润湿①体重。买者当以体干坚实，顶圆正、底平者为良。杨天惠《附子记》曰：附子之品有七，实本同而末异。其初种之小者，为乌头，附乌头而傍生者为附子。又左右附而偶生者为荝②子，又附而长者为天雄，又附而尖者为天佳③，又附而上者为侧子，又附而散者为漏蓝子，皆脉络连贯，如子附母，而附子以贵，故独专附名，自余不得与焉。凡种一而子六七以上则其实皆小，种一而子二三则其实稍大，种一而子特生则其实特大，此其凡也。附子之形，以蹲坐正节，角少为上，有节气多鼠乳者次之，形不正而伤、缺风皴者为下。附子之色，以花白为上，铁色次之，青绿为下。天雄、乌头、天佳以丰实过握为胜。而漏蓝、侧子，园人以乞役夫，不足数也。大率蜀人人饵附子者少，惟陕辅闽浙宜之。陕辅之贾鄽④市其下者，闽浙之贾鄽市其中者，其上品则皆士大夫求之。盖贵人金多喜奇，故非得大者不厌。然土人有知药者云，小者固难用，要之半两以上

---

① 润湿：《本草原始》卷三附子条无此 2 字。
② 荝：《本草纲目》第十七卷附子条作"蒚"。
③ 佳：《本草纲目》第十七卷附子条作"锥"，义胜。本节下同。
④ 鄽（chán 缠）：集市。原作"缠"，据文义改。

皆良，不必两乃可，此言近之。

李濒湖曰：别有草乌头、白附子，故俗呼此为黑附子、川乌头以别之。

川乌头

辛，热，有毒。形如魁芋，顶未圆正为别。制、忌同附子。

乌头，其形似乌鸟之首，故以为名，两歧如乌开口者曰乌喙，亦取其似也，皆因象命名。生子多者，一年种之即有此数物也。其元种之母，茎枯则朽腐，子在土中于冬初其苗已萌生。故收采当在八、九月间，不尔，虽有造得者，全不堪用。

《本草》云附子之母曰乌头，如芋魁；又云春采为乌头，冬采为附子，殊为谬误。

天　雄

辛，热，有大毒。形大而长，少角刺而实。制忌亦如附子。

草乌头

辛，热，有大毒。形如乌头，即野生者。无酿造之法。外黑内白，皱而枯燥，或生用或炮用，或以黑大豆同煮熟去其毒。用黑豆、冷水能解其毒。莽草、远志为使。反半夏、栝楼、贝母、白蔹、白及，恶藜芦，畏饴糖。忌豉汁，伏丹砂、砒石。

白附子

辛，大温，有毒。炮去皮脐用。

白附子，所在有之，人不识用，或以白花双鸾菊当之，误矣。

天南星

辛，温，有毒。去皮脐入器中，汤浸五七日，日换三四遍，洗去涎，曝干用。或火炮裂用，或以皂荚、白矾、生姜水煮过用。蜀漆为使。恶莽草，畏附子、干姜、生姜。生能伏雄黄、丹砂、焰消。

造南星曲法：以姜汁矾汤和南星末作小饼子安篮内，楮叶包盖，待上黄衣，取晒收之。

造胆星法：以南星末研末，腊月取黄牯牛胆汁和，纳入胆中，系悬风处干之，年久者弥佳。消风痰尤妙。剉碎炒用。方书谓之牛胆南星即此是也。若仓卒不能得此，以生姜汤多泡六七次，杀去毒堪用，但其性犹烈耳。

半　夏

辛，平，有毒。拣肥大而白者洗去皮垢，以水浸五日，每日换水，去帽，晾干，切片，姜汁拌焙入药。射干为使。恶皂荚，畏雄黄、生姜、干姜、秦皮、龟甲，反乌头。忌羊血、海藻、饴糖。

造半夏曲法：半夏洗净，汤泡去衣垢，研细。以姜汁矾汤和作饼，楮叶包裹，待生黄衣，去叶晒干用。治湿痰以姜汁白矾汤和之，治风痰以姜汁、皂角煮汁和之，治火痰以姜汁、竹沥或荆沥和之，治寒痰以姜汁矾汤入白芥子末和之。

蚤　休

即金线重楼。苦，微寒，有毒。伏雄黄、丹砂、蓬砂及盐。

射　干

苦，平，有毒。采根，以米泔水浸一宿，漉出，以篁竹叶煮之，日干用。

菟丝子

辛、甘，平。以温水淘去沙泥，酒浸一二宿，蒸晒焙干，研末。得酒良，薯蓣、松枝①为使。恶雚菌。

五味子

酸、甘、辛、苦、咸，温。入补药蜜蒸熟，再以泔水浸，焙干用；入嗽药生用，连核入药。有南北之分，南者干枯，北者湿润。苁蓉为使。恶葳蕤，胜乌头。

五味子以朝鲜国来者为胜。

覆盆子

甘、辛，微热。以水淘净，去皮蒂，酒浸一宿，蒸焙用。

使君子

甘，温。去壳取白仁用。油黑不堪。

李中立曰：去壳取仁，然仁绝②难得，今医家或兼

---

①　松枝：《本草纲目》第十八卷菟丝子条作“松脂”。
②　绝：《本草原始》卷二使君子条作“绝小”。

用壳。

木鳖子

甘，温，有小毒。形扁礌砢①，大如围棋。子去壳取仁，或去油用。老者壳色苍黑，嫩者壳色黄白。仁皮绿，肉白者佳。多油及瘦薄者不堪用。

马兜铃

苦、微辛，寒。去叶蔓，劈开去革膜，取净子，焙用。根为青木香。

马兜铃，春生苗，作蔓，叶似萝藦而涩，开黄紫花，结实如铃，作四五瓣，根微有香气，故有青木香之名。

关东多有之。小儿折其苗生食之。此间山中亦有之。今人误别指一种草以为青木香，不复采马兜铃根。考之《本草》殊为乖剌②。按《兴化府志》③云：麝香弱蔓如山药，碎花穗生，浅黄色，香酷烈如麝，今俗名为青木香者，即此是草也。物之传伪者多不独于此也，好生君子其有慎而辨之哉。

牵牛子

甘、苦、辛，热，有毒。水淘去浮者，晒干，碾取头末，去皮麸不用，亦有半生半熟用者。黑者名黑丑，白者名白丑，味莶④。得青木香、干姜良。

---

① 礌砢（léiluǒ 雷裸）：磊磊如石块状。
② 乖剌（là 腊）：违忤、不和谐或悖谬失当。
③ 兴化府志：明代地方志。兴化府，今福建省莆田市。
④ 莶（xiān 先）：辛味。

紫葳

即凌霄花。酸，微寒。花根俱入药。花不可近，鼻闻伤脑。花上露入目，令人昏朦。畏卤咸。

栝楼实

甘，微寒。去壳皮、革膜及油，亦有不去油微炒者。

药铺栝楼、王瓜子混而一之，用宜仔细辨。其壳中子似柿核者即栝楼也，如螳螂头者，王瓜也。王瓜亦入药。

天花粉

即栝楼根。甘、苦，微寒。秋冬采根去皮，切片，水浸三日，逐日换水，捣如泥，绢滤澄粉，晒干用。枸杞为使。恶干姜，畏牛膝、干漆，反乌头。

干葛

甘、辛，平。去皮用。

干葛即葛根，非生根也。今俗取葛茎为干葛，误矣。

葛花

甘，平。七月采之。

天门冬

甘、微苦，平。去心，酒拌，蒸用。忌食鲤鱼，误食中毒者，以浮萍汁解之。垣衣①、地黄、贝母为使。畏曾青②。

---

① 垣衣：砖墙城垣上的苔衣。
② 曾青：矿物药，蓝铜矿呈片状者。

百　部

苦、甘，微温。去心，酒浸，焙用。

何首乌

甘、苦、涩，微温。用竹刀切，米泔浸一宿，木杵捣。一法用竹刀刮去黑皮，米泔浸二日，切片，每赤白各一斤用黑豆三斗，每次用三升三合三勺。以水浸过甑内，铺豆一层，药一层，重重铺尽。砂锅上蒸之，豆熟为度，去豆用，九蒸九晒为佳。白者入气，赤者入血。茯苓为使。忌萝卜、葱、蒜、诸血、无鳞鱼、铁器。同于地黄，能伏朱砂。

今俗以苦蒌当何首乌，非是。详载《食物传信》中。

萆　薢

苦、甘，平。削去上皮，切片，盐水拌炒，酒润，烘。薏苡为使。忌牛肉，畏葵根、大黄、柴胡、前胡、牡蛎。

菝　葜

甘，平、温。削去上皮用。

土茯苓

甘、淡，平。色白者良，削去皮用。忌茶茗及牛、羊、鸡、鹅、鱼肉、烧酒、面。

李濒湖曰：萆薢、菝葜、土伏苓三物，形虽不同而主治之功不相远，岂亦一类数种乎。

白　蔹

甘、苦，平、微寒。代赭为使。反乌头。

山豆根

苦，寒。

茜　根

苦，寒。入药炒用。忌铁器并铅。畏鼠姑①，汁制雄黄。

防　己

苦、辛，寒。汉防己是根，外白内黄，破之有黑纹如车辐解者良；木防己是苗，色黄，腥，皮皱、上有丁足子，青白虚软，不堪用。去皮，剉，酒洗，晒干用。殷孽②为使，恶细辛，畏萆薢、女菀、卤咸，伏消石，杀雄黄毒。

海金沙

甘，寒。其蔓引于竹木上，线茎细叶，可爱也。至于六、七月，其叶弥细，背多皱纹，生沙子，状如蒲黄。收其有皱纹叶晒干，以纸衬承，其沙落纸上，及草皆可入药，勿令见火。

木　通

甘、辛、淡，微寒。去粗皮，切片，细而白者佳。

---

① 鼠姑：一是牡丹的别名；一是鼠妇的别名。此处指鼠妇。
② 殷孽：疑应作"殷蘖"。殷蘖，即钟乳石的根盘。

络　石

苦、甘、微酸，寒。入药择附石者良，用粗布揩去毛子，以热甘草水浸透，切晒用。杜仲、牡丹皮为使，恶铁落，畏贝母、菖蒲，杀殷孽毒。

络石其类颇多，叶似木莲而小，四月开白花，气甚芬芳者是也。

木莲叶

酸，平。

木莲，今名一咀毗①者是也。叶似木犀，实如无花果，夤②缘树木，四时不凋，折之有白汁，世俗相传以马察吉藤为木莲，大谬。

钓　藤

甘、苦，微寒。选紫色去梗。纯用嫩钩，其功十倍。

忍　冬

甘，微寒。藤叶不拘时采，阴干。

沈内翰③曰：如无生者，只用干者，然力终不及生者效速。

金银花

即忍冬藤花。四月采之，阴干④。

---

① 一咀毗：日本方言。
② 夤（yín 银）：攀沿上升。
③ 沈内翰：指沈括。
④ 金银花……阴干：此段下五年本有"赤地利"条"赤地利酸平今俗谓之夷失密嗑哇是也"16字。

丁公藤

辛，温。采无时。丁公藤在处多有之，蔓延木上，叶如杏叶而尖。七、八月子熟则其壳分为三，瓣内子见，俗谓之山柿。

白　前

甘，微温。甘草水浸一伏时，去头须，焙干用。忌羊肉。

石龙芮子

苦，平。大戟为使。畏茱萸①、蛇蜕皮。

谷精草

甘，平。

产远江州②者，花绝白，茎高至尺余，最胜他处。

鳢肠草

甘、酸，平。六月采，拣青嫩无泥土者，不用洗，摘去黄叶用。

灯心草

淡，平。蒸熟待干折其瓤，是谓熟草，可燃灯。不蒸生剥为生草，可入药。灯心最难研，以粳米粉浆染过，晒干研末，入水澄之，浮者是灯心也。晒干用。

---

① 茱萸：《证类本草》第八卷石龙芮条作"吴茱萸"，义胜。
② 远江州：日本古地名，今静冈县。

芦　根

甘，寒。取肥者去须并赤黄皮用。其露出及浮水中者并不堪。

泽　泻

甘、咸，微寒。色白，实重者佳。去毛，酒洗一宿曝干用。畏海蛤、文蛤。

石菖蒲

辛，温。山中生水石间，根须络石略无，少泥土者良。露根不可用。十二月采根，晒干。以铜刀刮去毛，微炒用。秦皮、秦艽为使，恶地胆、麻黄，忌饴糖、羊肉，犯铁器，令人吐逆。

菖蒲有数种，生于池泽。蒲叶肥根，高三四尺者泥蒲也，名白菖。又有花菖蒲，类燕子花，娇艳可爱，自有数色，紫者所谓紫菖蒲也。生于溪涧，蒲叶瘦根，高一二尺，其葩与花菖蒲相肖而小者，溪荪①也，名溪荪。生于水石之间，有剑脊，瘦根密节，高尺余，二、三月间抽茎开小黄花成穗者，石菖蒲也。惟以此种入药，余皆不堪。其养以沙石，愈剪则愈细，愈久则愈密，高四五寸，叶如韭，甚则根长二三分，叶长寸许，置之几案，用供清赏者，谓之钱蒲。性气有伤，不可用也。又山中泉石间自有根苗纤细，一寸不啻九节或至于二十节者，方技家独贵之，然不必拘也。但当以深山穷谷水碛上生者为佳，人家

---

① 溪荪：五年本作"水蒲"。

栽于园亭者，不可用耳。

蒲　黄

甘、淡，平。市者多以黄柏末假之，极害人。松黄、黄蒿与之相似，味疽①损人。破血消肿生用，补血止血炒用。

水　萍

辛、酸，寒。拣紫背浮萍以竹筛摊晒。下置水一盆映之，即易干也。

海　藻

咸，寒。洗净咸味，焙干。反甘草。

海　带

咸，寒。形似纸条，薄而且长。黄白色俱不堪。水洗用。

昆　布

咸，寒、滑。洗净咸味，焙干。

鹧鸪菜

咸、甘。用之略洗过，不尽咸味为妙。茎叶如石松而小，色青。

鹧鸪菜，今俗谓之马窟犁②此也。按《漳州府志》云：鹧鸪菜生海石上，散碎色微黑，小儿腹中有虫食之下。

① 疽（qiè 切）：倾斜。此指味不正。
② 马窟犁：日语方言音译。

石 斛

甘、淡、微咸。宜入汤酒，不宜入丸。使者勿用木斛。石斛短而中实，木斛长而中虚，其味大苦，服之损人。去根头，酒洗蒸用。陆英为使。恶凝水石、巴豆，畏雷丸、僵蚕。

骨碎补

苦，温。铜刀刮去黄黑毛，焙用。

石 韦

苦，平。去黄毛，微炙用。滑石、杏仁、射干为使，得菖蒲良，制丹砂、矾石。

金星草

苦，寒。类石韦而有金星。制三黄、砂、汞、矾石。

石胡荽

辛，温。生石缝及阴湿处。其气辛熏，夏开细花，黄色。汁制砒石、雄黄。

谷之属

粳 米

甘，平。入药以极精者洗用。不可同马肉食，发痼疾。不可和苍耳食，令人卒心痛，急烧陈仓米灰和蜜浆服之，不尔即死也。

汪颖①曰：粳有早、中、晚三收，以晚白米为第一。各处所产种类甚多，气味不能无少异，而亦不大相远也。天生五谷，所以养人，得之则生，不得则死。惟此谷得天地中和之气，同造化生育之功，故非他物可比。入药之功，功在所略尔。

糯 米

甘，温。以精凿米洗过入药。解芫青、斑蝥毒。

胡 麻

甘，平。有黑白赤三种。取黑者，水淘去浮者，以酒拌蒸，晒干，炒用。

麻 油

甘，微寒。以白者为胜②。生者，性寒而治疾；炒者，性热而发病；蒸者，性温而补人。

陶弘景曰：生榨者良。若蒸炒者，只可供食及燃灯耳，不入药用。

麻 仁

甘，平、微寒。极难去壳。用绢包置沸汤中，至冷取出。悬井中一夜，勿着水，晒干，新瓦上挼去壳，簸扬取仁。畏牡蛎、白薇、茯苓。

---

① 汪颖：明代人，撰有《食物本草》。
② 以白者为胜：《本草纲目》第二十二卷胡麻条作"入药以乌麻油为上，白麻油次之"，义胜。

浮小麦

甘、咸，寒。即小麦水淘净，浮起无肉之麦壳也，焙用。

薏苡仁

甘、淡，微寒。淘晒，炒用。有二种，一种粘牙者，尖而壳薄，即薏苡也，其米白色如糯米。一种圆而壳厚，坚硬者，即菩提子也，其米少，亦名为念珠。

罂粟壳

酸、涩，微寒。取壳水洗润，去蒂及筋膜，取外薄皮，米醋炒或蜜炙用，得醋、乌梅、橘皮良。

阿　片

酸、涩，温，有小毒。一名阿芙蓉，罂粟花之精①液也。罂粟结青苞时，午后以大针刺其外面青皮，勿损里面硬皮，或三五处。次早精出，以竹刀刮，盛瓷器，阴干用之。

菽之属

黑大豆

甘，平。恶五参、龙胆。婴儿十岁以下者，炒豆与猪肉同食，壅气致死十有八九。凡服蓖麻子忌之，服厚朴者亦忌之。古方称此解百药毒，大不然，又加甘草，其验乃

---

① 精：《本草纲目》第二十三卷罂粟壳条作"津"。

奇也。

赤小豆

甘，平。不可同鱼鲊食，成消渴。作酱同饭食成口疮。

绿　豆

甘，寒。连皮用。反榧子。壳害人。合鲤鱼鲊食，久则令人肝黄成渴病。

白扁豆

甘，平，硬壳者温、平。连皮炒熟入药，亦有水浸去皮及生用者，从本方。其软壳及粟色者微凉，但可供食，不堪入药。

葫芦巴

苦，大温。淘净，以酒浸一宿，晒干，蒸熟或炒过用。

造酿之属

淡豆豉

苦、涩、甘，寒。豆豉有咸淡二种，惟淡者治病。

造淡豉法：用黑豆一斗，六月间水浸一宿，沥干，蒸熟，摊芦席上，候微温，蒿覆五六日，候黄衣遍满为度，不可太过。取晒，簸净，水拌得中，筑实瓮中，桑叶盖覆，厚三寸，泥固，晒七日。又以水拌，入瓮，如是七次，瓮收筑封即成矣。

神　曲

甘、辛，温。炒黄用。

造神曲法：五月五日，或六月六日，用白面百斤，青蒿自然汁三升，赤小豆末、杏仁泥各三升，苍耳自然汁、野蓼自然汁各三升。以配白虎、青龙、朱雀、玄武、勾陈、螣蛇六神。用汁和面、豆、杏仁作饼，麻叶或楮叶包罨，如造酱黄法，待生黄衣，晒收，临用炒之。陈久者良。一法用青蒿、苍耳、野蓼自然汁及赤小豆末、杏仁泥各三盏和匀与瓷器内，次第下白面搜和得所，作饼如上，生黄，晒收之。尤为简便也。

红　曲

甘，温。

造红曲法：白粳米一石五斗，水淘浸一宿，作饭，分作十五处，入曲母三斤，搓揉令匀，并作一处，以帛密覆。热则去帛摊开，觉温急堆起，又密覆。次日日中又作三堆，过一时分作五堆，再一时合作一堆，又过一时分作十五堆，稍温又作一堆，如此数次。第三日，用大桶盛新汲水，以竹箩盛曲作五六分，蘸湿完又作一堆，如前法作一次。第四日，如前又蘸。若曲半沉半浮，再依前法作一次，又蘸。若尽浮则成矣。取出日干收之。其米过心者谓之生黄，入酒及鲊醢①中，鲜红可爱。未过心者不甚佳。入药以陈久者良。

---

① 鲊醢（zhǎhǎi 眨海）：用鱼做的酱。鲊，一种用盐和红曲腌的鱼。

麦 芽

咸、甘，温。即大麦水浸生芽者，去须，取其中米炒，研面用，今惟炒用。豆蔻、缩砂仁、乌梅、木瓜、芍药、五味子为使。

饴 糖

甘，大温。惟以糯米作者入药，余但可食尔。

苦 酒

即米醋。甘、酸、苦，温。服茯苓、丹参者不可食醋。米醋煮制四黄、丹砂、胆矾、常山诸药也。

酒

苦、甘、辛，大热。凡酒忌诸甜物。酒浆照人无影不可饮，祭酒自耗不可饮。酒合乳饮，令人气结。同牛肉食，令人生虫。畏枳椇、葛花、赤豆花、绿豆粉。

石 蜜

甘，温[1]。即白砂糖。

蔬之属

韭 子

辛、甘，温。爆干，簸去黑皮，炒黄用。韭叶不可与蜜及牛肉同食。

---

[1] 温：《本草纲目》第三十三卷石蜜条作"寒冷利"，义胜。

葱茎白

辛，平。同蜜食杀人。服地黄、常山忌食。

大　蒜

辛，温，有毒。不可同蜜食，杀人。

白芥子

辛，热。微焙，击碎，用生绢袋盛入，煮。勿煎太过，则味苦辣。

芸薹子

即油菜。辛，温。

莱菔子

辛，温；甘，平。

生　姜

辛，温。去皮则热，留皮则冷。秦椒为使。杀半夏、莨菪毒，恶黄芩、黄连、天鼠粪。

缪仲醇①曰：生姜不宜使熟，宜捣绞汁，待药煎成，倾，方不失生字之义。如入药煎，乃熟姜，非生姜。

干　姜

苦、辛，大热。微炒用。若治产后血虚发热及止血，俱炒黑。温中炮用，散寒邪、理肺气、止呕生用。使、恶、杀同生姜。

---

① 缪仲醇：缪希雍，字仲醇，明代名医。著有《神农本草经疏》《炮炙大法》。

造干姜法：以母姜水浸三日，去皮，又置流水中六日，更刮去皮，然后晒干，置瓷缸中酿三日，乃成也。

药肆中以母姜略煮过，然后曝之令干，名之干姜售，非是。

胡 荽

辛，温，有小毒。凡服一切补药有白术、牡丹皮者，咸忌之。伏石钟乳。

山 药

即山藷。甘，平。恶甘遂。

山藷形长者是也。一种形如手掌，名佛掌薯。又有番薯即红山药，其根如姜而大，皮薄而紫。《异物志》① 谓之甘藷，一名朱薯。此二种俱可供馔。惟山藷入药。要山中生，经十年以上者，洗去土，留皮。竹筛盛置檐风处，候完干收之；或置焙笼中，微火烘干，亦佳。临用削去皮。药肆所卖者，大率系家园种者，皆削去皮，以米粉、石灰拌使干之。用须水洗色白者为佳，青黑者不堪。

百 合

甘，平。花白者入药。

冬葵子

甘，寒、滑。黄芩为使，伏硫黄。

葵今处处有之，古人种为常食，今之种者颇鲜。苗高

---

① 异物志：汉唐间记载周边地区及国家新异物产的典籍。

三四尺，茎叶似蜀葵而差小，花极微细，有紫茎、白茎两种，以白茎为胜。以秋种覆养，经冬至春作子者谓之冬葵子，入药。世俗相承，以钱葵当葵菜，非是。

藜

甘，平。有二种，凡使高二尺五六寸为妙，若长若短皆不中用也。生墙下、树下者，不可用。

紫　苏

辛，温。不可同鲤鱼食，生毒疮。

苏　子

辛，温。炒香研用。

荆　芥

辛、苦，温。去枝茎，生用。治下焦血，炒黑用。与河豚、黄颡鱼、驴肉相反，若同日食之多致丧命，不可不痛戒也。

牛蒡子

苦，辛。拣净以酒拌蒸，待有白霜以布拭去，焙干，捣粉用。

蒲公英

苦、甘，寒。三、四月采，阴干。

地肤子

甘，寒。拣净用。

果之属

杏 仁

甘、苦，温。汤浸去皮尖，炒黄研细。风寒肺病药中连皮尖用，取其发散也。作汤如白沫不解者，食之气壅；汤经宿者，动冷气。恶黄芩、黄耆、葛根，畏蘘草①。得火良。

乌 梅

酸、涩，温、平。去核，微炒。若过而齿齼②者，嚼胡桃肉解之。忌猪肉。取大青梅，篮盛于突③上，熏黑用。

白 梅

酸、咸，平。取大青梅以盐汁渍之，日晒夜渍，十日成矣。久乃上霜。

桃 仁

苦、辛、甘，温。行血，连皮尖，生用。活血、润燥，汤浸去皮尖，炒用。双仁有毒，不用。香附为使。

大 枣

甘，温。六、七月采，曝干，坚实肥大者佳。忌与葱、鱼同食，杀乌头、附子毒。入药劈去核。枣有大小数种，小者只可充果食，入药惟用大枣。形大而核小，多

① 蘘（ráng 瓤）草：姜科植物蘘荷。
② 齼（chǔ 楚）：牙齿接触酸味时的感觉。
③ 突：烟囱

膏，味甘美者，为良。其虽大而不肉厚，坚燥少脂者，不堪。

雪 梨

甘，寒。雪梨、绵梨、香水梨俱为上品，可以治病。余梨不去病。

木 瓜

酸、涩，温。形如小瓜而有鼻，皮薄色赤黄，香而甘酸不涩。去硬皮及子，臼中杵碎，晒干。陈久者良，忌铁器。

李濒湖曰：木瓜可种，可接，可以枝压。其叶光而厚，其实如小瓜而有鼻，津润味不木者，为木瓜。圆小于木瓜，味木而酢涩者，为木桃。似木瓜而无鼻，大于木桃，味涩者为木李，亦曰木梨，即榠楂及和圆子也。鼻乃花脱处，非脐蒂也。

木瓜，木、叶、花、实酷类榠楂，俱是系一类。其实如瓜，但看花脱处有鼻者为木瓜，无者为榠楂也。处处遍有之，今人罕知是为木瓜，而试于用者也。误以阑地锦实为木瓜，殊非是。

山 楂

酸，微温。核有功力，不可去也。

柿 饼

甘，寒。其霜谓之柿霜，甘，冷。反杜鹃花，误并食，杀人。

柿　蒂

涩、苦，温。大者如碟，八棱而扁，其次如拳。以核少者为佳。

柿，今园圃种接者甚繁，惟方柿蒂宜入药。

石榴皮

酸、涩，温。勿犯铁器。浆水浸一夜，取出用。其水如黑汁。

橘　皮

苦、辛，温。水洗润透，刮去筋膜，晒干用。橘，今俗谓白①香子者，即此也。

薛立斋②曰：陈皮，隔年者方可用。

李濒湖曰：橘皮，纹细色红而薄，内多筋脉，其味苦、辛；柑皮，纹粗色黄而厚，内多白膜，其味辛、甘；柚皮，最厚而虚，纹更粗，色黄，内多膜，无筋，其味甘多辛少。但以此别之，即不差矣。今天下多以广中来者为胜，江西者次之。然亦多以柑皮杂之。柑皮犹可用，柚皮则悬绝矣。

橘　核

苦，温③。炒去壳。

---

① 白：五年本作"之"。

② 薛立斋：薛己，字新甫，明代医学家。著有《本草约言》《外科枢要》等。

③ 温：《本草纲目》第三十卷橘核条作"平"。

青 皮

即橘之未熟而色青者。苦、烈辛，温。以汤浸去瓤，切片，醋拌，瓦炒过用。

李中立曰：头破裂者，俗呼四花青皮，凡用以此为胜。今人多以小柑、小柚、小橙伪为之，不可不辨。

柑 皮

甘，冷。要大而皮厚，色红者入药，制同橘皮。

柑与橘虽形体相类，而其种实有别。今人概收柑皮充橘皮，非矣。

枇杷叶

苦、甘、辛，平。湿叶重一两，干者三叶重一两者，为气足，堪用。以粗布拭去毛，或以粟秆作刷，炙用。

胡 桃

甘，热。胡桃，俗呼唐胡桃者，宜入药。其姬胡桃，《食物本草》所云产荆襄者，正指此也。鬼胡桃，即山核桃也①。

橡斗子

苦，温。去壳，水浸去涩味，蒸极熟，焙用。斗壳亦入药，宜捣细炒焦，或烧存性，研用。木皮、根皮，去粗皮用。

---

① 胡桃俗呼唐胡桃者……山核桃也：此段五年本作"今有唐胡桃姬胡桃鬼胡桃三种以唐胡桃为胜姬胡桃次之鬼胡桃不佳"29字。

荔枝核

甘，温，涩。

龙眼肉

甘，温、平。

橄 榄

涩、甘，平。凡用，截去两头，以其性热也。

榧 子

涩、甘，平。榧子皮，反绿豆，能杀人。

松 子

甘，小温。今名为海松子，类枫子而小。海松子甲斐
州山中多有之。

槟 榔

苦、辛、涩，微温。去空心者，刮去脐皮。见火
无功。

大腹皮

辛，微温。其树多集鸩鸟。宜先以黑豆汁洗，后以水
再洗过，晒干，火焙，切用。

郁李仁

辛、苦、酸，平。汤浸去皮尖及双仁者，研膏用。
郁李即今尼歪撒窟刺①也。条生作丛，高五六尺，其

---

① 尼歪撒窟刺：日本方言音译。

叶如李，更尖长，其花有千叶、单叶，红白色。单叶者则结实若樱桃而小，赤色，味甘酸可食。亦有大小两种，核中仁入药。

川　椒

辛，热，有毒。去核及闭口者，微炒出汗，乘热入竹筒中，捣去里面黄壳，取红用。杏仁为使。畏款冬花、防风、附子、雄黄，可收水银。中其毒者，凉水、麻仁浆解之，五月勿食椒。

李濒湖曰：蜀椒肉厚皮皱，其子光黑，如人之瞳人，故谓之椒目。他椒，子虽光黑亦不似之。若土椒，则子无光彩矣。

胡　椒

辛辣，热。

荜澄茄

去柄及皱皮蒸，杵细，晒干。

吴茱萸

辛、苦，大热，有毒。盐汤洗去苦烈汁，焙干用。闭口者有毒。蓼实为使。恶丹参、消石、白垩，畏紫石英。

茶　叶

苦、甘，微寒。以新芽一发，便长三四分许，其粗如针，味甘气芳，最为上品，堪入药中。恶榧子，服威灵仙、土茯苓者。忌饮茶。

李念莪曰：茶叶以味甘不涩，气芳如兰，色白如玉者为良。昔人多言其苦寒不利脾胃，及多食发黄消瘦之说，此皆语其粗恶苦涩者耳。故入药须择上品，方有利益。

孩儿茶

苦、甘、涩，平。出南番，系细茶末，入竹筒中，紧塞两头，埋污泥沟中，日久取出，捣汁熬制而成。其块小而润泽者为上，块大焦枯者次之。番人呼为乌爹泥，又呼为乌叠泥。俗因搽小儿诸疮效，每呼为儿茶，又呼为孩儿茶。

甜瓜蒂

苦，寒。

按《本草图经》云：瓜蒂，即甜瓜蒂也。《活人指掌补注》① 云：瓜蒂，即丝瓜蒂，俗名藤萝。二说不同。

莲　子

甘、平、涩。不去心令人作吐，凡使，须去心，蒸焙用。得茯苓、山药、白术、枸杞子良。青心名莲薏，苦、寒，亦入药。

谢在杭曰：赵州宁晋县有石莲子，皆埋土中，不知年代，居民掘土往往得之，有数斛者。其状如铁石，而肉芳香不枯，投水中即生莲叶，食之令人轻身延年，已泻痢诸疾。今医家不察，乃以番莲子代之，苦涩腥气，嚼之令人

---

① 活人指掌补注：原名《伤寒活人指掌补注辨疑》，伤寒著作。三卷。明·童养学纂辑。

呕逆，岂能补益乎①？

莲　须

甘、涩，温。花开时采取，干②。忌地黄、葱、蒜。

荷　叶

苦，平。畏桐油，伏白银、硫黄。

芡　实

甘，平。凡用，蒸熟，烈日晒裂，取仁。亦可舂取粉
用。入涩精药连壳亦可。

石莲子

苦、寒。其子中肉黄白色，心内空，无青芽，形细长
而头圆，壳光黑坚硬如石，故名石莲。别是一种药物，非
藕实也。

按李濒湖曰：今药肆一种石莲子，状如土石而味苦，
不知何物也。缪仲醇曰：石莲子，产广中，出树上，木
实，不宜入药。李中立③曰：石莲不知出何处，壳光黑，
坚石，两头停匀。有有节者，若无节者更黑，味极苦，此
物经百年不坏。吴旻《续补扶寿精方》云：治噤口痢，不

---

　　①　谢在杭……岂能补益乎：此段五年本作"藕实至秋房枯子黑其坚如
石谓之石莲子今肆中别又以一种石莲子壳光黑坚硬如石两头停匀有有节者若
无节者更黑味极苦此物经百年不坏缪仲醇曰产广中出树上木实不宜入药"75
字。谢肇淛，字在杭，号武林。明代人。所著《五杂俎》为明代一部有影响
的博物学著作。

　　②　干：《本草纲目》第三十三卷莲藕条作"阴干"，义胜。

　　③　中：原作"仲"，据文义改。

思饮食者，用石莲肉为细末，每服二钱，米汤加蜜调下。此石莲子非水中所产者，树出也。因肉内无心，名曰石莲，形似莲子。

又按，明滕可斋①《神农本经会通》云：山东有一种木生石莲，仿佛藕实。石莲子，但形细长而头光圆，黑色如漆，壳内无心，肉黄色，似豆瓣，味甚苦寒。今俗医不读本草，不知根源、气味何如。贾人又以远来为贵，当藕石莲出卖，以讹乱真。俗医不辨，亦误用之。若胃弱食少者误服，呕吐反增，恶食愈甚；若痢疾噤口不食者误服，胃气愈败，去死不远；若清心莲子饮误用者，不察去心之说，杀人不少。予特著此，以为俗医之戒，服饵者可不慎乎！清何镇《本草纲目类纂必读》云：余考群书，多言石莲即深秋之老莲子也。按：莲子虽至老而心必存，石莲子劈破无心自是别种。以之治白浊及噤口毒痢殊有神圣之功，又非老莲子所能者。但不识此种产于何地耳。清心莲子饮并瑞莲丸，俱是肆中之石莲，劈破无心之一种，非老莲子也。高明考之，二说不同，用者宜审之。

---

① 滕可斋：滕弘，号可斋，明代湖南邵阳人。著有《神农本草经汇通》。

卷第三

木之属

柏子仁

即侧柏实。甘、辛，平。蒸熟，曝裂，春簸取仁，炒研入药。畏菊花、羊蹄草。

侧柏叶

苦、涩，寒。柏有数种，入药惟取叶扁而侧生者，故曰侧柏。或生或炒，各从本方。瓜子、牡蛎、桂为使。畏菊花、羊蹄、诸石及面曲，伏砒、消。

松　脂

苦、甘，温。凡用松脂，先须炼治。用大釜加水置甑，用白茅藉甑底，又隔细布或缣①子，布松脂于上，炊以桑薪，汤减频添热水，候松脂尽入釜中乃出之，投冷水既凝，又蒸，如此三过，其白如玉，然后入用。伏汞。松脂市中卖者，多杂他木液泪在内，须辨认之。

桂　心

甘、辛，大热，有小毒。桂有等，肉桂，乃近根之最厚者，辛烈肉厚；官桂，即在中之次厚者，味稍淡于肉桂，皮薄少脂，因桂多品，而取其品之最高乃上等供官之

---

① 缣（jiān 肩）：双丝的细绢。

桂也；桂心，即去其上粗皮，而留其近木之味辛而最精者；桂枝，即顶上细枝条。春夏禁服，秋冬宜煎。得人参、甘草、麦门冬、大黄、黄芩、柴胡、地黄、紫石英良。忌见火及生葱、石脂。

桂　枝

甘、辛，微热。去上粗皮用。桂须要色紫赤味辛烈者用之，如不辛烈，勿入剂。肆中有松浦桂心，殊不中用。

辛　夷

辛，温。刷去毛，微焙。芎䓖为使，恶五石脂，畏菖蒲、蒲黄、黄连、石膏、黄环。

沉　香

辛、苦，温。入丸散剉为末，入煎剂惟磨，临时入之。忌日曝、火烘。香之等凡三，曰沉、曰栈、曰黄熟。沉水者为沉香，半沉者为栈香，不沉者为黄熟香。入药沉水者上，半沉者次之，不沉者可熏衣及焚烧而已。

沉香，今肆中所卖，其气多焦烈，又置之水中不能沉，乃黄熟香类尔，非沉之精美者也。入药选品之高者用之可也。又有奇南香，爇之极清烈酝藉，香之至者。历考众书，或以沉香、奇南为二木，或谓沉香皆枯树根可结，惟奇南乃沉之生结者，其说不同。诸香皆来自外舶，非本方所有，今虽自不能决其是非，然细视之，则其类似不同原也。以生结、熟结分之之说，不可轻信。

丁　香

辛，热。取紫色。去丁盖乳子，发人背痈也。勿见火。有雌、雄二种，雄者颗小，为丁香；雌者大如山茱萸，为鸡舌香，即母丁香也，入药最胜。畏郁金。

檀香

辛，温。皮实而色黄者为黄檀，皮紫①而色白者为白檀，皮腐而色紫者为紫檀。其木并坚重清香，而白檀尤良，宜以纸封收，则不泄气。

降真香

辛，温。紫而润者为良。

乌药

辛，温。生用或酒浸一宿，炒用。

乳香

辛、苦，微温。圆大如乳头，色白。入丸药以少酒研如泥，以水飞过，晒干用。或言以灯草同研，或以乳钵坐热水中研之，或以箬叶上炙之研，皆易细。按乳香一名熏陆香，今药肆中又别有名为熏陆香者，非是。详见琥珀条。

没药

苦，平。色黄黑，修治与乳香同。

白胶香

即枫香脂。辛、苦，平。今人多以佳一狄木当枫树，殊为谬误。

---

① 紫：《本草纲目》第三十四卷檀香条引《香谱》作"洁"。

骐驎竭

甘、咸，平。状若胶饴，凝块红赤，与血同色。欲试真伪，但嚼之不烂如蜡者为上。今人试之，以透指甲者为真；或以火烧之，有赤汁涌出，久而灰不变本色者，乃真也。入药勿与众药同研，恐化作尘飞也。得密陀僧良。

安息香

辛、苦，平。状如松脂、桃胶，黄黑色。酒煮，研。有如饧①者，谓之安息油。

苏合香

甘，温。药中只用苏合油，如黐胶②。以箸挑起，悬丝不断者，真也。亦番国树生之膏，必浓而无滓者为上。

龙脑香

大辛、苦，温。市家多以番消混搀，然其质重，色苍如砂，细碎；龙脑轻浮、洁白，片片相侔，须细辨之。入瓷罐，同灯草藏贮，不致耗蚀。今人多以樟脑升打乱之，不可不辨也。

黄衷③《海语》曰：片脑产暹罗④诸国，惟佛打泥⑤者为上。其树高者三二丈，叶如槐而小，皮理类沙柳。脑则

---

① 饧（xíng 行）：糖稀。
② 黐（chī 吃）胶：木胶。
③ 黄衷：字子和，别号病叟。明广东南海（今广州）人。著有《海语》。
④ 暹罗（xiānluó 先罗）：泰国旧称。
⑤ 佛打泥：马来语音译。北大年首府，泰国西南部港口、城市。

卷第三

六九

其皮间凝液也。好生穷谷岛，夷以锯付犺①，就谷中尺断而出，剥而采之。有大如指，厚如二青钱者，香味清烈，莹洁可爱，谓之梅花片。鬻至中国，擅翔价②焉。复有数种，亦堪入药，乃其次耳。

樟 脑

辛，热。凡用，每一两以二碗合住，湿纸糊口，文武火熠③之，半时许取出，冷定用。

煎樟脑法：用樟木新者，切片，以井水浸三日三夜，入锅煎之，柳木频搅，待汁减半，柳上有白霜，即滤去滓，倾汁，入瓦盆内，经宿，自然结成块也。

炼樟脑法：用铜盆以陈壁土为粉糁之，却糁樟脑一重，又糁壁土，如此四五重，以薄荷安土上，再用一盆覆之，黄泥封固，于火上款款炙之，勿令走气，候冷取出，则脑皆升于上盆。如此升两三次可充乱片脑矣。故用片脑须要细辨。

阿 魏

辛，温。产波斯国，黑色者不堪，黄散者为上。臭烈殊常，极臭，而又能止臭，最难真者。试法：以半铢安熟铜器中一宿，沾阿魏处白如雪者。又法：以一铢安柚树上，树立干，便是真者。研细用，热酒器上浥过，置地冷，入药。

---

① 犺（kàng 亢）：原字漫漶，据文义，疑作"犺"。犺，健壮的狗。
② 翔价：涨价。
③ 熠（xié 邪）：烤。

芦荟

苦，大寒。产波斯国，状似黑饧①，木滴脂泪结成也。先捣成粉，然后入药。解巴豆毒。

胡桐泪

咸、苦，大寒。有木、石二种。木泪，乃树脂流出者，其状如膏油；石泪，乃脂入土石间者，其状成块，形如小石片子。黄土色，重实而坚者为上。又若消石，得水便消，以其得卤斥之气，故入药此为胜。伏砒石。

按《河间府志》曰：桜树流沫之附者为胡桐泪。遍查本草无此说，惟韩保升②言，初生似柳者差近之，岂固然耶！桜今有之木也，取其脂泪以试于用而可也。

卷第三 七一

黄蘗

苦，寒。选肉厚，色黄者，炒褐色。生用则降实火，熟用则不伤胃，酒制则治上，盐制则治下，蜜制则治中。恶干漆，伏硫黄。

厚朴

苦，温。质厚，色紫者良。去粗皮，姜汁浸透，酥炙用。干姜为使，恶泽泻、消石、寒水石，忌豆，食之动气。《图经》曰：厚朴木高三四丈，径一二尺，春生叶如槲叶，四季不凋，红花而青实，皮极鳞皱而厚。紫色多润者佳，薄而白者不堪。三月、九月、十月采皮，阴干。

---

① 饧：原作"锡"，据《本草纲目》第三十四卷卢会条改。
② 韩保升：五代后蜀人，著有《蜀本草》。

按：厚朴，世人相承以复复树充之，视《本草》所图，其形颇相近。然《图经》云春生叶，四季不凋，红花而青实，皮极鳞皱而厚，紫色，则图与说不相应也，其皮、气味亦似有不同，故不以复复树定为厚朴也，当俟访问。

杜 仲

苦、辛、甘，温。脂厚润者良。去粗皮，盐酒炒，或以姜汁拌炒去丝。恶玄参、蛇蜕皮。杜仲有树生、蔓生二种，《本草》欠载蔓生一种。

椿白皮

苦，温。刮去粗皮，焙用。生用通利，醋炙固涩。香者名椿皮，色赤无毒；臭者名樗皮，色白。

樗白皮

即臭椿。苦、涩，凉，有小毒。制硫黄、砒石、黄金。椿、樗二木皆有之，俗以山茶花为椿，甚误也。

干 漆

辛、咸、苦，温，有毒。入药宜黑漆捣碎，炒令烟尽，不尔损人肠胃。若是湿漆煎干更好，亦有烧存性者。中其毒者，多食蟹及甘草、黑豆汤解之。生漆疮者，杉木汤、紫苏汤、蟹汤浴之。若入漆室，先以蜀椒涂口鼻，可免疮矣。半夏为使。畏鸡子。忌油脂。

干漆，桶中自然干者，状如蜂房，孔孔隔者为佳。药市以石炭充干漆，极非也。石炭是石类，与漆悬绝矣，勿误用。又生漆有清来者多杂桐油，不可入药。

桐　实

大如巨枣，长寸余，壳内有子片，轻虚如榆荚、葵实之状，老则壳裂，随风飘扬。

桐子油

甘、微辛，寒，有大毒。桐油吐人，得酒即解。

油桐，近江州[①]人多种莳，收子打油，货之亦广。俗误以荏油名桐油，非也。

海桐皮

苦，温、平。皮有巨刺，如鼋甲之刺。

海桐，叶大如手，作三花尖，体有巨刺，如檔树[②]。又别有海桐花，见《草花谱》，与此不同。

金铃子

即楝实。苦、酸，寒，有小毒。酒拌蒸，待皮软，刮去皮，取肉用。核肉不可同使。若用核，槌碎，以浆水煮一伏时，晒干用。茴香为使。其根及皮微寒，微毒。种有雌雄，雄者根赤无子，有大毒，杀人；雌者，根白子多。入药当用雌者，略刮外皮。

槐　花

苦，平。未开时采收，入药炒用。

---

① 近江州：日本古地名，今滋贺县。
② 檔（dǎng 党）树：落叶乔木，枝上多有刺。

槐 实

苦，寒，酸、咸。景天为使。

秦 皮

苦，微寒。取皮渍水便碧色，书纸青色者真。略刮外衣用。大戟为使。恶吴茱萸、苦瓠、防葵。

合欢皮

甘，平。去上皮，炒用。

皂 荚

咸、辛，温，有小毒。有三种，一种猪牙皂荚，全无滋润，洗垢不去；一种粗大，长虚而无润；一种圆厚短促，皮薄肉多，味薄①大好。选赤肥不蛀者，以新汲水浸一宿，铜刀削去粗皮，或酥或蜜，反复炙透，去子弦用。柏实为使。恶麦门冬，畏空青、人参、苦参，伏丹砂、粉霜、硫黄、硇砂。

皂荚子

辛，温。取坚满者，煮熟，去皮，取白肉，去黄。

皂荚刺

辛，温。

没石子

苦，温。凡用，不宜独用、多用。虫食成孔者入药，

---

① 薄：《本草纲目》第三十五卷皂荚条引苏恭作"浓"，义胜。

勿犯铜铁器，并被火惊。颗小纹细者佳。砂盆研，隔纸
焙用。

诃黎勒

即诃子。酸、苦、涩，温。六棱、黑色、肉厚者佳。
酒浸后蒸一伏时，去皮取肉，焙用。用核则去肉；或面
裹，煨透，去核。

柳

苦，寒。花、子、枝叶皆入药。

水　杨

苦，平。枝叶并根，皆入药。按《说文》：杨，蒲柳
也。柳，小杨也。蒲柳叶圆阔而赤①，枝条短硬，即水杨
也。柳叶长而狭，青绿色，枝条长软。盖一类二种也。
又，垂柳名杨柳，隋炀帝御笔写，赐垂柳姓杨，曰杨柳。
见《开河记》。

榆白皮

甘，平、滑利。刮去粗皮。

芜　荑

辛，温；苦，平。陈久者良。必择气腥者佳。小者即
山榆荚仁，只堪为酱，及治鸡病。入药当用大者，面
炒黄。

---

① 　赤：《本草纲目》第三十五卷水杨条引苏恭作"尖"，义胜。

苏方木

甘、辛、酸、咸。入药惟取中心。

棕榈皮

苦、涩，平。烧存性用。

乌臼根皮

苦，微温。慢火炙黄用。

巴　豆

辛，热，有大毒。入丸散中。去皮、心膜，换水煮五度，各一沸。捣如膏，用纸包，压去油，名为巴霜。又有用仁者，用壳者，用油者；有生用者，酒煮者，醋煮者；有麸炒者，烧存性者。紧小色黄者为巴，三棱色黑者为豆，小而两头尖者为刚子，其力更猛。芫花为使。恶蘘草，畏大黄、黄连、藜芦、冷水，反牵牛。得火良。中其毒者，冷水、黄连汁、大豆汁解之。

大风子

辛，热，有毒。形类松子，大如雷丸。新者仁色白，久者黄油，不堪入药。去壳，取仁用。

取大风子油法：用子三斤，去壳及黄油者，研极烂，瓷器盛之，封口。入滚汤中，盖锅密封，勿令透气，文武火煎至黑色如膏，名大风油，可以和药。药肆取大风子仁，名之雷丸油，非也。

桑白皮

甘、辛、苦，寒。取东行嫩根洗去土泥，日晒，待其干透后，剥皮贮之；临时刮去上薄衣，炙用。若掘取时即剥取皮且刮上衣，其涎流去，药力都泄，用之少效。出土上者有毒。续断、桂心、麻子为使。忌铁及铅。

楮　实

甘，寒。投水浮者去之，以酒浸一时，焙干用。

枳　实

苦、酸，寒。水渍透，切片，晒干，麸炒至麸焦，去麸用。与枳壳一物，秋采者为实，冬采者为壳。后人惟以皮厚小者为枳实，完大者为枳壳，皆以翻肚如盆口状，陈久者为胜。

枳　壳

苦、酸、寒。水浸，去瓤，切片，麸炒黑，去麸用。

韩彦直《橘录》云：近时难得枳实，人多植枸橘于篱落间，收其实，剖干，以之和药，味与商州之枳几逼真矣。枸橘又未易得，取朱栾之小者半破之，日曝以为枳，异方医者不能辨，用以治病亦愈。药贵于愈疾而已，孰辨其为真伪耶！

按：枸橘，俗谓之嗑辣咀①，知者此也。实形如枳实，而壳薄不香。今药肆中采收货之者亦皆是物也，用者当辨认其真。

山栀子

苦，大寒。七棱、九棱者佳。炒透。治上焦、中焦连

---

① 嗑辣咀：日语方言音译。

壳，治下焦去壳，洗去黄浆。治血病炒，心胸中热用仁，肌表热用皮。家园者不入药。

酸枣仁

酸、甘，平。去皮尖用。多睡，生用；不得睡，炒熟用。恶防己。

蕤核仁

甘，微寒。以汤浸去皮尖，水煮过，取仁研膏入药。

山茱萸

酸，微温。酒润去核，核能滑精也。蓼实为使。恶桔梗、防风、防己。

金樱子

酸、涩，温、平。采收当在九、十月。取半黄者，干，去核并白毛净，捣末用，熬膏亦可。

金樱子①丛生，大类蔷薇，有刺。四月开花白②，清丽芬郁，甚可爱，夏秋结实，亦有刺，黄赤色，形似石榴而小，其内有细子，带芒，肉味甜。今人多于庭院间种之，而识其入药者亦罕矣。有才而不效③，且非独于此也。

连 翘

苦，平。去蒂瓤任用。噙口④者佳，开瓣者不堪用。

---

① 子：原作"刺"，据文义改。
② 花白：《图经本草》卷九金樱子条作"白花"。
③ 有才而不效：人有才华而不能效命国家，喻药有用而人不知用。
④ 噙（qín 琴）口：闭口。

连翘有两种，大翘枝梗扬起，高丈余；小翘枝条柔软如蔷薇辈，承之可以架。花叶并实俱一样。八月采实，阴干。

枸杞子

甘，平、微寒。凡用拣净枝梗，取鲜明者洗，干，酒润一夜，捣烂入药。

枸杞子，形微长如枣核，又有圆如樱桃者。

地骨皮

即枸杞根。甘、淡、苦，寒。洗净，去心，以熟甘草汤浸，焙干用。制硫黄、丹砂。

五加皮

辛、苦，温。其气与酒相宜。远志为使。恶玄参、蛇皮。

卫 矛

苦，寒。二月、七月采茎，阴干。去叶，剉，以酥拌，缓炒。

卫矛，今人谓之锦木者此也，至霜后叶丹可爱。又一种有叶如桃者。

石楠叶

辛、苦，平，有毒。生于石上，如枇杷叶，但背无毛。五加皮为使。恶大、小蓟。

荆 沥

甘，寒。

荆实，苦，温。防己①为使。畏石膏。

取荆沥法：用新采荆茎，截尺五长，架于两砖上，中间烧火炙之，两头以器承取，热服，或入药中。又法：截三四寸长，束入瓶中，仍以一瓶合住，固外以糠火煨烧，其汁沥入下瓶中，亦妙。

《图经》曰：牡荆，俗名黄荆是也，枝茎坚劲，作科不作蔓，叶如蓖麻更疏瘦，花红作穗，实细而黄，如麻子大。或云即小荆也。诸家说牡荆、蔓荆，纷纠不一。李濒湖复解二物不分，愈益淆乱。以他书参之，当以《图经》之说为正也。但陶隐居②《论牡荆》曰：荆，花白多子，子粗大，历历疏生，不过三两茎，多不能圆，或扁，或异，或多似竹节，叶与余荆不殊者，别又似有此种，与黄荆自不同也。

蔓荆子

苦、辛，微寒。凡使，去蒂并白膜，打碎用。恶乌头、石膏。

蔓荆，茎高四五尺，对节生枝，初春因旧枝而生叶，如榆叶③，长而尖，有锯齿，至夏盛茂，杪④间开花成穗，

---

① 防己：《本草经集注》作"防风"，义胜。

② 陶隐居：即陶弘景。

③ 如榆叶：《新修本草》作"叶似杏叶而细"。

④ 杪（miǎo 秒）：树枝的细梢。

红紫色①，其子如梧子许大，而有白膜皮裹之。濒海地皆有之。八、九月采实。

紫荆

苦，寒。皮、梗及花功用皆同。其皮以厚而紫色，苦味如胆者为胜。

紫荆，春开紫花，甚细碎，其作朵生出无常处，或生于木身之上，或附根上枝下直出，花罢叶出，光紧微圆，其实作荚，中有子圆如小珠，人多种于庭院间，殊可观。今人以其花紫，号曰苏方木也。

木槿根皮

甘，平、滑。

木芙蓉

微辛，平。叶并花入药。

密蒙花

甘，平、微寒。花小色黄②，嚼之甘甜。酒润，焙。

缪仲醇曰：形与芫花相似，但芫花狭小，而密蒙差大为异。用者宜详辨之。

卖子木

甘、微咸，平。

---

① 红紫色：《新修本草》作"花红白色"。
② 花小色黄：《证类本草》引《图经本草》作"花微紫色"。

接骨木

甘、苦，有小毒。

冬青

甘、苦，凉。子叶及木皮入药。

枸骨

微苦，凉。叶并木皮入药。

女贞

微苦，平。叶及实入药。实，酒浸一宿，擦去皮，蒸透，晒干为末。

女贞、冬青、枸骨三木颇相类，惟以叶微圆而子赤者为冬青；叶长而子黑者为女贞；厚硬有五刺角，结实如女贞者为枸骨。三种俱上品无毒妙药，缪希雍书中屡盛称其有效，夫岂无故而得此隆誉哉！冬青、女贞二木亦有似之而非者，用当辨认。

常山

苦，寒，有毒。形如鸡骨，色如鸡子黄者佳。酒浸一宿，切薄片，慢火炒透。又有醋制者，吐人。畏玉札。忌葱菜、菘菜。伏砒石。

五月采叶，阴干，名蜀漆，辛，平，有毒。桔梗、栝楼为使。恶贯众。

蜀漆，俗谓之小臭木此也。叶似茗而长大，两两相当，木高丈余。山城州①鞍马山特多有之。按《图经》云：海州出者，叶似楸叶，八月有花，红白色，子碧色，似山楝子而小。今俗名臭木者即此也，人多充蜀漆用，然终是非蜀漆之真。

芫　花

辛、苦，温，有大毒。醋煮数沸，去醋，更以水浸一宿，晒干用，则毒灭也。或以醋炒者次之，留数年者良。不可近眼。决明为使，反甘草。芫花，今俗误名紫荆者即此也。小木，高二三尺，枝茎紫色，叶似白前及柳叶，根白色如榆根，二月发紫碧花，似藤花而细长，先花后叶。叶未生时收采，日干。叶生花落，即不堪用也。药肆中都不识芫花，乃采水菊花充之，非是。又以此为紫荆，殊为缪妄。

白茯苓

甘、淡，平。去皮膜及筋用。色白而坚实者佳。恶白蔹，畏牡蒙、地榆、雄黄、秦艽、龟甲。忌米醋及酸物。

赤茯苓

即茯苓之色赤者。制、忌同白茯苓。

茯　神

即茯苓抱根而生者，去皮及心内木。畏、忌同白茯苓。

---

① 山城州：日本古地名，今京都。

茯苓诸山皆有之。药肆掘取茯苓，日干，恐其秤两有减，不候十分干透贮之，故色洁白者殊少矣。又以其坏而色赤者假赤茯苓售之，不可不辨。又有名蕨茯苓者，乃掘蕨地得之者，时有抱蕨根者。盖其地几千百年前松林在焉，而为人斩伐，茯苓结成于土底，以见于今日者也。不可据目而为茯苓。亦有自蕨成者矣。

猪　苓

甘、淡，平。作块类猪粪，皮黑肉白。水浸去皮，生用。

雷　丸

苦、咸，寒，有小毒。大小如栗，皮黑肉白，甚坚实。甘草汤浸一夜，铜刀刮去黑皮，酒拌蒸，焙干用。荔实、厚朴、芫花为使。恶蓄根、葛根。赤者杀人。

桑寄生

甘，平。真者极难，必连桑枝采者乃为可用，别树生者，气性不同，恐反有害也。其叶圆而微尖，厚而柔，面青而光泽，背淡紫而有茸，断其茎，色深黄者为真。

桑寄生难得真，有以用他木寄生至于陨命者，可不慎哉。然寓木亦有三四种，气类自不同也，不惟以杂树上者不可用之，虽寄桑上者，其形样不一，如上说则为难遽用也。今人多以桑上瘿花充之，亦非是。

松寄生

苦、甘，平。形状与桑寄生一样，他木皆有之，若非自采，即难用也。

冯嗣宗《名物疏》云：本草草部有菟丝，木部有松萝。松萝一名女萝，性味及所生全别。《尔雅》云：女萝菟丝。故毛公"有颊者弁"。传云：女萝菟丝，松萝也。陆玑驳之，以为二物殊异。予谓此非《尔雅》之误，乃毛公之误也。草木多有名同实异者，菟丝名女萝，松萝亦名女萝，《小雅》所称之女萝正是松萝，非菟丝也。

按：松寄生有二种也。一种形如桑寄生，以其生于松上，故其色少有异耳；一种松上浮蔓，色青而细长，又名松萝，名女萝，俗名索而和革折①是也。此松寄生有二物，而女萝亦非一种也，古今释者相混以此也。

竹之属

竹　叶

淡、甘，寒。

《图经》曰：竹处处有之，其类甚多，而入药惟用篁竹、淡竹、苦竹三种，人多不能尽别。按《竹谱》：篁竹，坚而促节，体圆而质劲，皮白如霜，大者宜刺船，细者可为笛。苦竹，有白，有紫。甘竹，似篁而茂，即淡竹也。然今之刺舱者，多用篁竹。作笛自有一种，亦不名篁竹。苦竹亦有二种，一出江西、闽中，本极粗大，笋味殊苦，不可啖；一出江浙，肉厚而叶长阔，笋微有苦味，俗呼甜苦笋是也。

---

① 索而和革折：日语方言音译。

今南人入药烧沥惟用淡竹一品，肉薄，节间有粉者。

陈廷采曰：淡竹叶，竹类颇多，难指何是，惟尝笋味，淡者为然。篁竹、雷竹、水竹，味淡兼甜，治病第一。筀竹、篁竹，味皆纯淡，采用亦宜。苦竹、紫竹，苦辣而羶①，不堪入药。东坡苏公曰：淡竹者，对苦竹为文，除苦竹之外皆淡竹也。迹此观之，足可征矣。草中一种，茎如铁线而长，叶小如竹；一种茎青而短，叶大如竹；一种开花青翠，叶如竹，俱名淡竹叶。古今方书，或有用之，但签②其名而未细注其物者。当考穷精详，必得证治相合，庶不失于孟浪也。

竹 茹

甘，微寒。刮去青皮，用第二层。

竹 沥

甘，微寒。

取竹沥法：以竹截，长二尺，劈开，以砖两片对立，架竹于上，以炭火炙之，其沥自出，以器承取用。一法：用净缸一只，将淡竹锯成段，劈碎，水浸一时，看缸大小，装满，缸口用竹拦住，打一土坑，下放一钵。头以缸倒著，口向钵头，以黄泥糊缸钵合缝处及缸周围与底，候干。外以砻糠③堆放缸周围与底，用火燃着糠，听渐烧完，遍火气逼缸

---

① 羶：羊膻味。

② 签：原作"佥"，据文义改。

③ 砻（lóng 龙）糠：碾米时脱下的稻壳。

内，竹沥自滴钵头内，多而且清洁，殊胜前法。

天竹黄

甘，寒。生南海镛竹中，此竹极大，又名天竹，其内有黄，可以疗病。今诸竹内往往得之，亦可代用。

吴僧赞宁《笋谱》云：镛竹笋出广州，此本竹绝大，内空，容得三升许米。交广以来，人将此作升子，量出纳。其出黄，可疗风痫疾，名天竹黄。按：竹黄名天竹，言此竹大也，亦犹天麻、天蓼，言天大①；如云雀麦、鼠苋，言小也。或曰天竺之竺，非也。详其竹，亦疗风，笋功可见也。一说竹黄是南海边竹内尘沙，加于竹凝结成致。竹兼笋疗风疾。

沈存中《梦溪补笔谈》云：岭南山中有大竹，有水甚清澈，溪涧中水皆有毒，惟此水无毒，土人陆行多饮之。至深冬则凝结如玉，乃天竹黄也。王彦祖知雷州，日盛夏，之官山，溪间水皆不可饮，唯剖竹取水，烹饭、饮啜皆用竹水。次年被召赴阙，冬行求竹水不可复得，问土人，乃知至冬则凝结，不复成水。遇夜野火烧林，木为煨烬，而竹黄不灰，如火烧兽骨而轻。土人多于火后采拾，以供药品，不若生得者为善。

李中立曰：竹黄，形块大小散碎不同，体轻，有黑、白、牙色之异，味甘。牙色者善，白者次，黑者下。人多烧龙蛟诸骨、蛤粉杂之。宜辨。

---

① 大：原脱，据《说郛》补。

竹黄有从清来者，恐是非真①耳。又药肆中采竹上竹
蓐以假充②，非是。竹黄，即竹内所生，如黄土，着竹成
片者，与竹蓐全别，勿用。

箬　叶

甘，寒。其干高不过四五尺，而叶独大于诸竹，今用
以裹粽者。

---

① 真：五年本作"真种"。

② 竹蓐以假充：五年本作"肉菰以充竹黄"。竹蓐，也叫竹菰、竹蕈。
生长在朽竹根节上，形状像木耳，红色。

卷第四

鳞之属

龙　骨

甘，平，有小毒。其骨细文广者是雌，骨粗文狭者是雄。五色全具上品，白中黄者次，黑色者勿用。舐之着舌者佳。煅赤，研细，酒浸，焙干，水飞三度用。一云凡入药须水飞过，晒干，每斤用黑豆一斗，蒸一伏时，晒干用，否则着人肠胃，晚年作热也。畏石膏。得人参、牛黄良。牛黄恶龙骨，而龙骨得牛黄更良，有以制伏也。忌鱼及铁器。齿、角，治同龙骨①，畏干漆、蜀椒、理石。

《图经》云：今河东州郡多有之。李肇国《史补》云：春水至时，鱼登龙门，蜕骨甚多，人采为药，有五色者。龙门是晋地，与《本经》合，岂龙骨即此鱼之骨乎？

寇宗奭曰：诸说不一，终是臆度。曾有崖中崩出一副，皮②体头角皆备，不知蜕耶？毙耶？谓之蜕毙，则有形之物，不得生见，死方可见？谓之化，则其形独不可化与？

朱国祯《涌幢小品》云：大禹治水至震泽，斩黑龙以祭天。本朝永乐间，大获龙骨。吴江史鉴为之志云：龙坟在今秀水县复礼乡小律原北，距太湖可六七十里。初由村

---

① 骨：原作"角"，据文义改。
② 皮：《本草衍义》作"支"，为是。

氓耕田，往往得龙骨而未识也。永乐间，有一渔者始识之，因潜持出，以售于苏州南濠徐氏药肆中，岁以为常。一日，徐问：有龙角否？其人曰：有。乃以一枝遗徐。有朱永年过徐肆中见之，惊问：得之何所？曰：适有人来售。朱问：其人去远近？曰：未远。因急追及之。盖是时，有左珰^①号李黄子者，方受命求采珍异，朱以买办户出入珰所，欲以为奇货也。遂偕其人告于珰，珰檄郡县，调夫船，具畚锸^②，躬往掘之。初，人见有状如浮屠氏所谓金刚神者数辈，俨然如生，众方骇异。及见风随化尽，惟余骨尔。遂得龙骨、角、齿、牙凡数十，舰^③献于朝，窃取者不与焉。时方贵龙角带^④，自非诸王勋戚不能得，一銙^⑤值十余金。及是，价为之顿贱。秀水在当时犹为嘉兴，宣德间始分为秀水。今其田可六十亩许，不加粪治，而收获倍于他田。岁每大风雨，则拔木发屋而禾稼反无损。耕者犹时时得龙骨田中，意当时已尽取，不应有遗，岂其地为龙所窟，而潜蜕其中欤？至大禹治水至震泽斩黑龙以祭天之文，不知出于何书？历考《吴越春秋》《吴郡志》《苏州志》，无所经见，不敢强为之说。

紫梢花

甘，温。着木枝如蒲槌状，其色灰白而轻松。

---

① 珰（dāng 当）：宦官。
② 畚锸（běnchā 本差）：挖运泥土的用具。畚，盛土器；锸，起土器。
③ 舰：疑应作"觐"。
④ 龙角带：用龙角（龙骨）做成的腰带。
⑤ 銙（kuǎ 垮）：古代附于腰带上的装饰品。

按陈自明《妇人良方》云：紫梢花，生湖泽中，乃鱼虾生卵于竹木之上，状如糖澌①，去木用之。钱大用《活幼全书》云：紫梢花，即湖泽中鲤鱼生卵于竹木之上是也。今湖水芦苇间亦多有之。俗名勿奈哥②。

鲮鲤甲

即穿山甲。咸，微寒，有毒。肖鲤而有四足，黑色，能陆能水。凡用之，或酥炙、醋炙、童便炙，或土炒、蛤粉炒，或烧，或油煎，打碎用，未有生用者。仍以尾甲乃力胜。

蛤　蚧

咸，平，有小毒，其毒在眼。用酒洗，去头、足、鳞、鬣，以酥炙，研用。只含少许，奔走百步不喘息者，乃为真也。

郭佩兰曰：生广南水中，夜居榕树上，形如守宫，尾与身等，雌雄相随。药力在尾，而此物最惜其尾，每见人取之，多自啮断尾而去。采之，须以两股铁叉刺之为得。入药须用雌、雄。雄为蛤，皮粗口大，身小尾粗；雌为蚧，皮细口尖，身大尾小。宜丸散中用。

蛇　蜕

咸、甘，平，有毒。色白如银者良，青黄苍色者勿用。以皂荚水洗净，干。或酒、或醋、或蜜浸，炙黄用，

---

① 澌（sǎ 撒）：一种食物。
② 勿奈哥：日语方言音译。

或盐泥固煅存性用。畏磁石及酒。孕妇忌服。

白花蛇

咸、甘，温，有毒。凡用花蛇，换酒浸，春秋三宿，夏一宿，冬五宿，取出，炭火焙干，如此三次，以砂瓶盛，埋地中一宿，出火气，去皮骨，取肉用。

郭佩兰曰：虽有黔上，惟取蕲州。其蛇龙头虎口，黑质白花，胁有二十四方胜文，腹有念珠斑，口有四长牙，尾有爪甲长一二分，肠如连珠，多在石南藤上。诸蛇鼻向下，独此鼻向上。诸蛇死目闭，惟此目开如生，虽枯而眼光不陷，他处者则否矣。蕲两界者一开一闭。去头尾各三寸，取其中段，不过净肉四两而已。亦有单用头尾者，取其倍毒也。若黔者，倍大，头尾可去一尺，酒浸一二宿，火炙去尽皮骨，盛砂瓶埋地中，出火毒，密封藏之，十年不坏。其骨须远弃之，伤人，毒与生者同也。

乌梢蛇

甘，平，有小毒。功同白花，但性善而不啮物。色黑如漆，背有三棱如剑脊，眼有赤光，枯死不陷。尾细长能穿小铜钱一百文者良。头上有逆毛，腹下有白带子一条，长一寸者，雄也，入药最妙。此蛇不食生命，多在芦丛中吸南风及其花气。重七钱至一两者为第一，粗大者力弥减也。市中用他蛇熏黑乱真，但眼不光耳。

青鱼胆

苦，寒。腊月收取，挂壁阴干。

按《图经》云：青鱼生江湖间，似鲩[1]而背正青色，南人多以作鲊。其头中枕骨，蒸令气通，曝干状如琥珀，荆楚人煮拍，作酒器、梳篦甚佳[2]。此与今人名青鱼者自别也，不可因名迷实也。

海螵蛸

即乌贼鱼骨。咸，微温。炙令黄，研细，水飞，轻脆而白。恶白及、白蔹、附子，能淡盐，伏硇，缩银。

介之属

龟 甲

咸、甘，平。锯去四边，石上磨净，灰火炮过，涂酥炙黄用。亦有酒炙、醋炙、猪脂炙，烧灰用者。须研极细，否则粘人肠胃，能变癥瘕。勿令中湿，湿即有毒。恶沙参、蜚蠊，畏狗胆、瘦银。古者上下甲皆用之，后人惟用底版入药。

鳖 甲

咸，平。七肋、九肋，不经汤煮者佳。入药以醋炙黄用。畏葱及桑灰，恶矾石、理石。鳖，俗名大乌龟者此也。今市肆间以海龟甲充之，误矣！

牡 蛎

咸，微寒。先以盐水煮一伏时，再入火中煅赤，研

细，水飞用。贝母为使，得甘草、牛膝、远志、蛇床子良。恶麻黄、辛夷、吴茱萸，伏硇砂。

真　珠

咸、甘，寒。以新、完、未经钻缀者，绢包，入豆腐中煮一炷香，捣碎，研二万余①如飞面方堪用。不细，伤人脏腑。

石决明

咸，寒。盐水煮，或以面裹煨熟，磨去粗皮，研一万下，水飞用。七孔、九孔者良。

海　蛤

咸，平。火煅，研粉，水飞用。不入汤药。蜀漆为使。畏狗胆、甘遂、芫花。海蛤，海中诸蛤烂壳之总称，不专指一蛤也。壳为风涛所洗，自然圆净，小者如细麻，大者若棋子。

蛤蜊粉

咸，寒。取紫口蛤蜊壳，炭火煅成，研粉，水飞用。

造海石法：紫口蛤蜊，以炭火煅成粉，候瓜蒌熟时，连子、肉同粉，捣烂作饼子，竹节盛悬，风处阴干，次年听用。入丸药为极细末，入煎药为咀。能化酒痰、顽痰。盖咸能软坚，蛤生海中，凝结成壳，得咸性多，故能破痰之墙壁，而瓜蒌又去痰之药，故用之相和，则攻去凝结之

---

① 研二万余：《雷公炮炙论》作"研二万下"。

老痰极有效。或以海浮石为海石者，非是。

羽之属

白丁香

即雄雀屎。苦，温，微毒。头尖挺直者是雄，两头圆者是雌。腊月采，去两畔附著者，研细，以甘草水浸一日，去水，焙干用。

白丁香，药肆多杂以雀儿及他禽屎，用宜详之。

夜明砂

即蝙蝠屎。辛，寒。以水淘去灰土、恶气，取细沙晒干，焙用。恶白蔹、白薇。

五灵脂

即寒号禽①粪。甘，温。色黑如铁，气甚臊恶，粒大如豆，有如糊者，有粘块如糖者。以糖心润泽者为真。多夹沙石，极难修治。去沙石，研为细末，以酒飞过，晒干用。恶人参，损人。

毛之属

猪　脂

甘，微寒。腊月炼净收用，历年不坏。反乌头②、梅子。药肆中或以野猪脂伪充，用之宜审。

---

①　寒号禽：《图经本草》作"寒号虫"。
②　乌头：《本草纲目》第五十卷豕条作"乌梅"。

酥

甘，寒。以牛乳入锅，煎二三沸，倾入盆内，冷定，待面结皮，取皮再煎，油出去渣，入在锅内即成矣。

阿 胶

甘、咸①，微温。或炒成珠，或以面炒，或以酥炒，或以蛤粉炒，或以糯米粉炒②，或酒化成膏，或水化成膏，当各从本方也。得火良，薯蓣为使。畏大黄。

阿胶货者多伪，最难得真。明彻质脆，击之易碎者为真。假者质软难敲，枯黯似墨。

李濒湖曰：阿胶，东阿有井大如轮，深六七丈，岁常煮胶，以贡天府。其井乃济水所注，济水清而重，其性趋下，用搅浊水则清。以之煮胶，取其治瘀浊及逆上之痰也。古方所用多是牛皮，后世乃贵驴皮。若伪者，皆杂以马、骡、驼皮，革、鞍、靴之类，其气浊臭，不堪入药。当以黄透如琥珀色，或光黑如翳漆者为真。真者不作皮臭，夏月亦不湿软。

黄明胶

甘，平。

李濒湖曰：黄明胶，乃牛皮所作。其色黄明，但非阿井水所作耳。其功用亦与阿胶仿佛。苟阿胶难得，则真牛皮胶亦可权用。

---

① 咸：《证类本草》第十六卷阿胶条作"平"。
② 或以糯米粉炒：《本草纲目》第五十卷阿胶条作"或以草灰炒"。

牛　黄

苦、甘，凉。外有膜包如蒜头，中如鸡子黄，重叠可揭折，轻虚气香，色赤黄有光。摩指甲上黄色透甲，置舌上先苦后甘，清凉透心者，为真也。研细如粉用。人参为使。恶龙骨、龙胆、地黄、常山、蜚蠊，畏牛膝、干漆。

雷敩曰：此有四种，喝迫而得者名生黄[①]；杀死在角中得者名角中黄；牛病死后心中剥得者名心黄，初在心中如黄浆汁，取得便投水中，沾水乃硬，如碎蒺藜及豆与帝珠子者是也；肝胆中得者名肝黄。大抵皆不及生黄为胜。

《图经》云：凡牛有黄者，身上夜有光[②]，眼如血色，时复鸣吼，恐惧人。又好照水，人以盆水承之，伺其吐出，乃喝迫即坠下。水中取得，阴干百日。一子如鸡子黄大。重叠可揭折，轻虚而气香者佳。然人多伪之，试法但揩摩手甲上，透甲黄者为真。

寇宗奭曰：牛黄，轻松自然，微香。西戎有牦牛黄，坚而不香。又有骆驼黄，极易得，亦能相乱，不可不审之。

虎　骨

辛，温。用头及胫骨，色黄者佳。凡虎身数物，俱用雄虎者胜。药箭射死者，骨青，不可入药，其毒浸渍骨血间，能伤人也。捶碎，去髓，涂酥，或酒，或醋，各随方法，炭火炙黄入药。畏蜀漆、蜀椒、磁石。

---

①　生黄：《本草纲目》第五十卷牛黄条引"雷敩曰"作"生神黄"。
②　身上夜有光：《图经本草》原作"毛皮光泽"。

犀　角

酸、咸、苦，寒。入药用黑、尖、生者为佳。若现成器物被蒸者，不堪用。锯成小块，以薄纸裹于怀中一宿，乘燥捣之，应手如粉。松脂、升麻为使。恶乌头、乌喙、雷丸、藿菌。忌盐、酱。

李濒湖曰：犀角纹如鱼子形，谓之粟纹。纹中有眼，谓之粟眼。黑中有黄花者为正透，黄中有黑花者为倒透，花中复有花者为重透，并名通犀，乃上品也；花如椒豆斑者次之；乌犀纯黑无花者为下品。其通天夜视有光者，名夜明犀，故能通神开水，飞禽走兽见之皆惊。

熊　胆

苦，寒。市中多伪。通明者佳。但取一粟许滴水中，若线不散，运转如飞者真。余胆亦转，但缓耳。恶防己、地黄。

周密《齐东野语》云：熊胆善辟尘，试之以净水一器，尘幕其上，投胆米许，则凝尘豁然而开也。

羚羊角

咸，寒。角细如人指，长四五寸，多节，蹙蹙圆绕。剉细，避风，捣筛，更研万匝如飞尘，免刮人肠。菟丝子为使，能缩银。陈藏器曰：山羊、山驴、羚羊三种相似，而羚羊有神，夜宿防患，以角挂树不着地。但角弯中深锐紧小有挂痕者为真。如此分别，其疏慢无痕者，非也。李濒湖曰：羚羊似羊而青色，毛粗，两角短小；羱羊似吴羊，两角长大；山驴，驴之身而羚之角，但稍大而节殊慢耳。

鹿 茸

甘、咸，温。先用酥涂匀，于烈火中灼之，候毛尽，微炙候黄褐色，研细入药，不可缺酥。又有用酒炙及酒蒸焙用者，当各从本方。中有小白虫，不可鼻嗅。

寇宗奭曰：茸最难得，不破及不出却血者，盖其力尽在血中故也。此以如紫茄者为上，名茄子茸，取其难得耳。然此大嫩，血气未具，其实少力；坚者又大老。惟长四五寸形如分歧马鞍，茸端如玛瑙红玉，破之肌如朽木者，最善。人亦将麋角伪为之，不可不察。按沈存中《笔谈》云：《月令》冬至麋角解，夏至鹿角解，阴阳相反如此。今人以麋鹿茸作一种者，殊矣！

鹿 角

咸，温。以角寸截，泥裹于器中，大火烧一日，如玉粉，研用。杜仲为使。

白 胶

即鹿角胶。甘，温、平。得火良，畏大黄。

作鹿角霜、鹿角胶法：全角细破，寸截，以米泔浸七日，令软，又急流水中浸七日，刮去粗皮，以东流水、桑柴火煮七日，旋旋添水，入醋少许，捣烂成粉者为鹿角霜。取粉，加无灰酒熬成胶，或只以浓汁熬成膏者为鹿角胶。

麋 茸

甘，温。修治与鹿茸同。

麋 角

甘,热。造麋角霜、麋角胶法:并与鹿角霜、鹿角胶同。

麝 香

辛、苦,温。研用。恶大蒜。不可近鼻,防白虫入脑。李中立曰:真麝香,开之即远闻,久放且不生白醭。市者有以真香些须,杂以荔枝末,或炒鸡子黄为末,或炮枣肉,或酒制大黄等物搀入,裹以四足膝皮充卖。用者不可不辨。

明月沙

即兔屎。腊月收之。

膃肭脐

即海狗肾。咸,大温。毛色似狐,足形似狗,尾形似鱼。肾上两重薄皮裹其丸核,皮上有黄毛,一穴三茎,湿润如常新。置睡犬旁,惊狂跃跳者真也。酒浸,炙香,剉捣,或酒煎熟合药。以汉椒、樟脑同收则不坏。李濒湖曰:入药用外肾而曰脐者,连脐取之也。

虫之属

蜂 蜜

甘,温、平。凡炼蜜,银石器盛,置重汤中以炭火煮一日,至滴水不散为度。生者有毒,酸者勿食。同葱食害人,同莴苣食令人下痢。食蜜饱后,不可食鲊,令人暴亡。色白如膏者良。试蜜：以烧红火箸插入，提起出气是真，起烟是伪。

肆中有交趾蜜、太泥蜜及白蜜、黑蜜、蜂蜜数品，皆从外国致来者，无测真假。今出蜜州郡，颇多熊野蜜，人皆用之。但以其并蜂儿绞之，故气味不佳，且久收易酸也。不拘所出州土，惟要无添杂者入药，用宜详审。

黄白蜡

淡，微温。乃蜜脾底也。取蜜后炼过，滤入水中，候凝取之，色黄者为黄蜡，煎炼极净色白者为白蜡，非新则白而久则黄也。合大枣咀嚼即易烂。恶芫花、齐蛤。

露蜂房

咸、甘，温①，有毒。露天树上者为最。炙末用。恶干姜、丹参、黄芩、芍药、牡蛎。

虫白蜡

甘，温。坚而不软者佳。碎之文理如白石膏而莹彻，乃为真也。

虫白蜡，医方中通名白蜡，与蜜蜡之白者不同，乃小虫所作也。市人谓之唐蜡，多杂以漆实之仁为售，不可不慎辨也。今见丛薄间、木槿上，有蜡虫过来，遍生白花如凝霜，人未知刮取为蜡，故不为时用也。

五倍子

苦、酸、涩。生于盐肤木上，圆长不等，缀于叶间，

---

① 甘温：《证类本草》作"苦平"。

其壳坚脆，中空，有细虫如蠛蠓①。采，蒸去虫用。

百药煎

涩、甘。

造百药煎法：用五倍子为粗末，每一斤用真茶一两，煎浓汁。入酵糟四两，擂烂拌和，器盛置糠缸中罨之，待发起，如发面状，即成矣。捏做饼丸，晒干用。又方：以五倍子一斤，研末，酒曲半斤，细茶一把，研末，用小蓼汁调匀入瓷器中，盖紧以稻草封固，过一七日后长出霜，作饼晒干用。又方：六月，五倍子一斤，生糯米一两，滚水浸过，细茶一两，上右共研末，入罐内封固，过七日取开，晒干用。

桑螵蛸

咸，平。凡使勿用杂树上生者，取桑上者。蒸过，火炙用，不尔令人泄。畏旋覆花。

白僵蚕

咸、辛，温，有小毒。不拘早晚，但用白色而条直，食桑叶者佳。米泔浸一日，待涎浮水上，然后漉出，焙去丝及黑口。恶桑螵蛸、桔梗、茯苓、萆薢。

原蚕蛾

咸，温，有小毒。第二番蚕也。雄者入药，炒去头足翅用。

---

① 蠛蠓（mièměng 灭猛）：昆虫的一种，比蚊子小。

蝍蝒

即全蝎。甘、辛，平，有毒。去足并土，炒用。全用者为全蝎，单用尾谓蝎梢，其力尤紧。雄者蜇人痛在一处，井泥傅之；雌者痛牵诸处，瓦沟下泥傅之。或在手足以冷水渍之，微暖即易，在身以水浸布拓之，皆验。又捣蜗牛涂，毒即解散。《古今录验》云：被蝎蜇者，但以木碗合之，神验。

蝉 蜕

咸、甘，寒。凡使，沸汤洗，去泥土、翅、足，浆水煮过，晒干用。

蟾 蜍

辛，凉，微毒。去皮、肠、爪，酒浸一宿，酥炙，干用。目赤，腹下无丹书八字者，不可用。

蟾 酥

即蟾蜍眉间之白汁也。甘、辛，温。以蒜及胡椒等辣物纳其口中，则蟾身白出，以竹篦刮下，干用。真者轻浮，入口味甜。不可入目中，令人赤盲，或以紫草汁洗点，即消。

蜈 蚣

辛，温，有毒。以火炙去头、足、尾、甲用。或去尾、足，以薄荷叶火煨用之。或酒炙亦可。中其毒，以桑汁、白盐、大蒜涂之。或即以黄土水涂，以黄筒纸熏之，立效。畏蛞蝓、蜘蛛、鸡屎、桑皮、白盐。

蜗　牛

咸，寒，有小毒。生池泽、草树间，形似小螺，白色，头有四黑角。以形圆而大者为胜，小者不堪用。

金石之属

金　箔

辛，平，有毒。中其毒者，惟鹧鸪肉可解。恶铅，畏水银。方中金箔，今世之人不识其为何等大，惟依据几片、几枚之数用之。非亲视唐箔，何以有所准则哉。唐箔据今曲尺度之，其广四寸四分，狭四寸而弱。朝鲜医郑斗俊言：一片者，百箔一钱重也，据此则一片重一厘也，十片才得重一分。又按，《天工开物》云：凡金箔每金七厘，造方寸金一千片。

自然铜

辛、苦、涩。于铜坑中及石间采之，方圆不定，其色青黄如铜，不从矿炼，故号自然铜。火煅醋淬九次，研末，水飞用。

铜　青

辛、酸、涩，微毒。取铜器上绿色者，淘洗用之。近时人以醋制铜生绿，取收，晒干。

黑　锡

即铅。甘，寒，小毒。凡用以铁铫溶化，泻瓦上，滤去渣脚，如此数次，收用。其黑锡灰即铅沙溶出之物也，白锡灰不入药。

粉　锡

甘、辛，寒。此即化铅所作胡粉也，通名官粉。

造胡粉法：每铅百斤，镕化，削成薄片，卷作筒，安木甑内，甑下、甑中各安醋一瓶，外以盐泥固济，纸封甑缝。风炉安火四两，养一次便扫入水缸内，依旧封养，次次如此，铅尽为度，不尽者，留炒作黄丹。每粉一斤入豆粉二两，蛤粉四两，水内搅匀，澄去清水，用细灰按成沟，纸隔数层，置粉于上，将干截成瓦定形，待干，收起。

方中所用胡粉皆此物也。今人以蛤灰飞过，名之胡粉，用者宜审。

黄　丹

辛、咸，寒。以水飞过，澄干，微火炒紫色，安地上去火毒，入药用。伏砒，制硇砂。

炒铅丹法：用铅一斤，硫黄十两，消石一两，镕铅成汁，下醋点之，滚沸时下硫一块，少顷下消少许，沸定，再点醋，依前下少许消、黄，待为末则成丹矣。若转丹为铅，只用连须葱白汁拌丹，慢煎，煅成金汁倾出即还铅矣。入药光明丹佳，市中有土黄色者是炒丹不成者，勿用。

密陀僧

辛、咸，平，有小毒。捣细，火煮一伏时，水飞用。制狼毒。

李濒湖曰：密陀僧，原取银冶者，今既难得，乃取煎销银铺炉底用之。造黄丹者，以脚滓炼成密陀僧，其似瓶形者是也。

水 银

辛，寒，有大毒。以葫芦贮之，即不走漏。若撒失在地，但以川椒末或茶末收之，或以真金及鍮石^①引之即上。畏磁石、砒霜。

雷敩曰：凡使，勿用草汞，并旧朱漆中者，经别药制过者，在尸中过者，半生半死者。其朱砂中水银，色微红，收得后，用葫芦贮之，免遗失。

取砂汞法：用瓷瓶盛朱砂，不拘多少，以纸封口，香汤煮一伏时，取入水火鼎内，炭塞口，铁盘盖定。凿地一孔，放碗一个盛水，连盘覆鼎于碗上，盐泥固缝，周围加火煅之，待冷取出，汞自流入碗矣。

取草汞法：用细叶马齿苋干之，十斤得水银八两或十两。先以槐木槌之，向日东作架晒之，三二日即干。如经年久，烧存性，盛入瓦甕内，封口，埋土坑中四十九日，取出自成矣。

按《广西通志》云：泗州出水银，取之之法以人。其用人从外境市之，或逃走僮仆，或奸商缚雇役人，往售至其家，初以酒饭饲之三日，即引至水银坑中挖窟埋之，露其首三日，其人痒不可忍，号呼彻天，乃以锹铲去其首，仍埋之数日，取出则满腹肠胃、指甲、骨髓中皆水银矣。

---

① 鍮（tōu 偷）石：指天然的黄铜矿，自然铜。

安南近凭祥州地，亦有水银坑，取法同。每江西奸商雇人挑货至界上贾易，则私与夷约并雇工人卖之，价成无论，数十人俱缚去此。水银自然生于山石间者，乃知不独炼砂烧草取出也，于取之之法，则其惨有不忍闻者。然考证不详，名物何稽矣，今附其说以广异闻。

轻 粉

辛，冷，有大毒。畏磁石、石黄，忌一切血。黄连、土茯苓、陈酱、黑铅、铁浆可制其毒。

升炼轻粉法：用水银一两，白矾二两，食盐一两，同研不见星，铺于铁器内，以小乌盆覆之，盐泥封固盆口，以炭打三炷香，取开，则粉升于盆上矣。

银 朱

辛，温，有毒。多以黄丹及矾红杂之，其色黄黯宜辨之。真者谓之水华朱，即光明朱也。

升炼银朱法：用石亭脂①二斤，新锅内镕化，次下水银一斤，炒作青砂头，炒不见星，研末罐盛，石版盖住，铁线缚定，盐泥固济，大火煅之，待冷取出，贴罐者为银朱，贴口者为丹砂。今人多以黄丹及矾红杂之，其色黄黯，宜辨之。真者谓之水华朱。每水银一斤，烧朱一十四两八分，次朱三两五钱。

附造朱锭法：用光明朱细研，水飞澄清，擗②去水，用秦皮、栀子、皂角各一分，巴豆一粒去皮，黄明胶半

---

① 石亭脂：为硫黄之呈现红色者。
② 擗（pǐ脾）：撇去。

两，同煎汁，和银朱作锭子，阴干，任用。造雌黄锭法：药汁皆如上所述，用雌黄为之。雌黄色如金，又似云母，甲错可拆。今货者误以藤黄充之，非是。

附作印色法：真麻油半两许，入蓖麻子十数粒，捶碎，同煎令黄黑色，去蓖麻。将油拌按熟艾，令干湿得所，然后入银朱随意少许，色红为度，更不须用帽纱生绢之类衬隔，自然不沾塞，印文而不生白醭，虽十年不炽。一法：用蜜最善者，纸素虽久，色愈鲜明。

炉甘石

甘，温。其块大小不一，状类滑石，松如石脂，亦粘舌。色白者为上。凡用，以炭火煅红，童子小便淬七次，水洗净，研粉，水飞过，晒用。

《物理小识》云：倭铅，非矿铅也，乃炉甘石泥罐火炼而成者。与铜收伏入火即成烟飞去①。

琥　珀

甘，平。用水调侧柏子末，安瓷锅中，同珀煮之，捣粉，筛用。

按谢在杭曰：昔人谓松脂堕地，千年为琥珀。又云，是枫木之精液，多年所化，恐皆未必。然中国松枫二木不乏，何处得有琥珀？而夷中产琥珀者，岂皆松岭枫林之下

---

① 物理小识云……即成烟飞去：此段五年本作"炉甘石以亚铅大火煅之而成矣其质轻松软白不复有旧质味甘故名本草谓用铜一斤炉甘石一斤炼之即成鍮石全不然煮炼黄铜者是亚铅也其煅为炉甘则不能变为黄也诸家所说皆得之传闻盖系不深究其实也"87字。

乎？此自是天地所生一种珍宝，即他物所变化，孰得而见之。又如水晶，云十年老冰所化，果尔，则宜出于北方沍寒之地，而南方无冰却有水精，可知其说之无稽矣。在杭此论可破方士诸不经诡谬之谈矣。如千年雄黄化黄金，磁石二百年孕而成铁之类。注本草者相承引用，莫有觉其妄者，明理之士皆可以一笑而挥之，正不必深与辨也。琥珀产北国地方，其生处满山皆是，旁无草木，锤破可取。亦出萨摩州，即今人误名薰陆者。

云　母

甘，平，有小毒。入药用轻薄色白，层层通透者为上。云母一斤，盐一斗渍之，铜器中蒸一日，臼中捣成粉。或云母一斤，白盐一升同捣细，入重布袋挼①之，沃令盐味尽，悬高处风吹，自然成粉。泽泻为使。恶徐长卿，忌羊血，畏鮀甲及流水。制汞，伏丹砂。

紫石英

甘，温。色紫，质莹彻，随其大小长短，皆有五棱，两头如箭镞，比白者更胜。火煅醋淬七次，研末，水飞过，日中晒干，入丸散用。长石为使。畏扁青、附子，恶鮀甲、黄连、麦句姜②。服食紫石英乍寒乍热者，饮酒良。五色石英，皆石之似玉而有光莹者，诸山多有之，俗以白色若水精者名水精石。

---

① 挼（ruó 若）：搓揉。
② 麦句姜：即天名精。

朱 砂

甘，微寒。形如箭镞，透明者佳。研末极细，水飞用。忌火，畏磁石、咸水。

辰砂今市人往往和银朱以饰其色，入药须先以水漂去银朱，然后细研，水飞用。寇宗奭曰：今有水银烧成丹砂，医人不晓，往往误用，不可不谨。

雄 黄

辛、苦，温，有毒。形块如丹砂，明彻不夹石，其色如鸡冠者真。有青黑色而坚者名熏黄，有形色似真而气臭者名臭黄，并不入服食，只可疗疮疥。其臭以醋洗之便去，足以乱真，不可不辨。捣如粉，水飞，澄去黑者，晒干，再研用。

石 膏

甘、辛，大寒。有红、白二色。红者不可服。白者洁净，细文短密如束针，正如凝成白蜡状，松软易碎，烧之即白烂如粉。捣粉，生甘草水飞过，澄晒。虚人煅用，或糖拌炒，则不妨脾胃。鸡子为使。恶莽草、巴豆、马目毒公，畏铁。

滑 石

甘、淡，大寒。白如凝脂，极软滑，宜入药。刮净，研粉水飞，晒干用。石韦为使。恶曾青，制雄黄。

赤石脂

甘、酸、辛，温。以理腻、粘舌缀唇者为上。研细，水飞过三度，晒干用，亦有火煅，水飞者。畏芫花、黄芩、官桂，恶大黄、松脂。

无名异

甘，平；咸，寒。黑褐色，大者如弹丸，小者如黑石子。研细，水飞用。伏硫黄。

石钟乳

甘，温，有毒①。鲜明，薄而有光润，似鹅翎筒子者为上。置银器中，水煮三日夜，色变黄白，换水再煮，其水色青不变，即熟无毒矣。研腻，水飞用。蛇床为使。恶牡丹、玄石、牡蒙，畏紫石英、蘘草，忌羊血。《相感志》云：服乳石，忌参、术，犯之多死。

范成大《桂海志》云：钟乳，桂林接宣②、融山中洞穴至多，胜连州远甚。余游洞亲访之，仰视石脉涌起处，即有乳床如玉雪，石液融结所为也。乳床下垂，如倒数峰，小山峰端渐锐，且长如冰柱，柱端轻薄，中空如鹅管。乳水滴沥未已，且滴且凝，此乳之最精者，以竹管仰盛折取之。炼治家又以鹅管之端，尤轻明如云母爪甲者，为胜。

浮 石

咸，平、大寒。

---

① 有毒：《证类本草》作"无毒"。
② 宣：《本草纲目》第九卷石钟乳条引范成大言作"宜"。

石 灰

辛，温，有毒。有风化、水化二种。风化者，取锻了石，置风中自解，此为有力。水化者，以水沃之，热蒸而解，其力差劣。入药惟用风化不夹石者良。

石灰，烧青石为之。今出近江州者为真，入药可用之。摄津州①来者皆是蛤灰也，俗通名石灰，不可因名迷实也。

代赭石

苦，寒。以赤红青色如鸡冠，有泽，染爪甲不渝者为良。煅赤以醋淬三次或七次，研细，水飞过用。干姜为使。畏天雄、附子。

青礞石

甘、咸，平。有青、白二种，以青者为佳。坚细而青黑，打开中有白星点，煅后则星黄如麸金。其无星点者，不入药用。用大坩埚一个，以礞石四两打碎，入消石四两拌匀，炭火十五斤簇定，煅至消尽，其石色如金为度，取出研末，水飞去消毒，晒干用。

花蕊石

酸、涩，平。体至坚重，色如硫黄，形块有极大者，人镌为器用。黄石中间有淡白点，以此得花之名。以罐固济，火煅过，出火毒，研细水飞，晒干用。

---

① 摄津州：日本古地名，今兵库、大阪。

胆　矾

酸、辛，寒，有毒。其状如翠琉璃而有白文，易破折者真。研极细末用。水英为使。畏白薇、芫花、菌桂、牡桂、辛夷。

《图经》云：石胆最上，出蒲州，大者如拳，小者如桃栗，击之纵横解，皆成叠文，色青，见风久则绿，击破其中亦青。其次出上饶、曲江，铜坑开者，粒细有廉棱，如钗股米粒。《本草》云：伪者以醋揉青矾为之。今①不然，但取粗恶石胆合消石，销溜而成之。块大色浅，浑浑无脉理，击之则碎，无廉棱者是也。又气扶石者，乃削取石胆床，溜造时投消石中乃凝，则相着也。

食　盐

咸、微辛，寒。须以水化，澄去脚滓，煎炼白色，入药乃良。漏芦为使。

青　盐

甘、咸，寒。其形作块，方圆大小不常。方棱，明莹，青色者佳。

芒　消

咸、辛，大寒。朴消生于斥卤之地，彼人刮扫煎汁，经宿结成，状如末盐，犹有沙土猥杂，须再煎炼入药。以朴消一斤，水两碗，同入锅内溶化，掠去油腻。其水将细

---

① 今：原作"全"，据《证类本草》改。

布或缣子滤去滓脚。用萝卜一斤切厚片，同消水入锅内，煮数十沸，捞去萝卜，再隔厚纸三重滤过，令滓去净，放瓦盆内，星月下露一夜，则结成白消，如冰如蜡，名之盆消。其底多而上面生细芒如锋，谓之芒消；底少而上面生牙，如圭角，作六棱，纵横玲珑，洞彻可爱，谓之马牙消，状如白石英，又名英消。二消之底则通名朴消。取芒消、英消，再三以萝卜煎练去咸味，即为甜消。以二消置之风日中，吹去水气，则轻白如粉，即为风化消。以芒消、英消同甘草煎过，鼎罐升煅，则为玄明粉。石韦为使。恶麦句姜，畏三棱。

制玄明粉法：用白净朴消十斤，清水一桶，煎化去滓，星月下露一夜，去水取消，每一斤用萝卜一斤，切片，同煮熟，滤净，再露一夜，取出。每消一斤用甘草一两，同煎去滓，再露一夜，取出。以大沙罐一个筑实盛之，盐泥固济厚半寸，不盖口，置炉中，以炭火十斤，从文至武煅之，待沸定，以瓦一片盖口，仍前固济，再以十五斤顶火煅之，放冷，一伏时取出，隔纸安地上，盆覆三日，出火毒，研末，每一斤入生甘草末一两，炙甘草末一两和匀，瓶收用。

蓬砂

甘，凉，微咸。有二种，西戎者，白如明矾；南番者，黄如桃胶。制汞。

寇宗奭曰：南番者，色重褐，其味和，入药其效速。西戎者，其色白，其味焦，入药其效缓。

硫　黄

酸、咸，大热，有毒。以萝卜剜空，入硫合定，糠火煨熟，以紫背浮萍同煮过，皂荚汤淘去黑浆。曾青为使。畏细辛、飞廉、朴消、铁、醋。中其毒者，惟煎黑锡汤，及食冷猪血、甘草汤可解。

市家有鹰眼、鸱鹢眼、火口品目。鹰眼最为上，鸱鹢眼次之。

白　矾

酸，寒。明亮者佳。煅干汁者谓之枯矾，不煅者为生矾。甘草为使。恶牡蛎，畏麻黄。

绿　矾

酸，凉。深青莹净者即为青矾，煅过变赤则为绛矾。

水之属

地　浆

甘，寒。即掘黄土地作坎，深三尺，汲新水搅浊，取清用之是也。

浆　水

即酸浆也。甘、酸，微温。炊粟米热，投冷水中，浸五六日，生白花者是也。若浸至败者，害人。不可同李食。妊妇戒之。

火之属

艾火

宜用阳燧火珠承日，取太阳真火。其次则钻槐取火为良。若急卒难备，即用真麻油灯亦可，其余不可用也。

雷火神针

用熟艾末二两，乳香、没药、穿山甲、硫黄、雄黄、草乌头、川乌头、桃树皮末各一钱，麝香五分，为末拌艾。以厚纸裁成条，铺药艾于内，紧卷如指大，长三四寸，收贮瓶内，埋地中七七日取出。用时于灯上点着，吹灭，隔纸十层，乘热针于患处。热气直入病处，其效速。忌冷水。一方用猪牙皂角、威灵仙、细辛、羌活、白芷、川芎、川乌头、草乌头、沙苑蒺藜、藁本、天麻、苍术、独活、良姜、官桂、雄黄、乳香、没药各等分，麝香少许为末，用熟艾薄铺棉纸上，少以药末掺艾上，卷作条子如箸大，长五寸。遇痛针之，其效如神。

土之属

伏龙肝

辛，热。即灶中对釜月①下黄土也。取经十年以来，灶额内火气积久，掘深一尺，色如紫瓷者，研细，水飞用。

---

① 釜月：即铁锅。

百草霜

辛，温、平。此乃灶额黑烟也，其质轻细，故谓之霜。

墨

辛，温。惟须以松烟梣皮汁为之，方可入药。以油烟及桐油烟、石油烟造之者，其光虽黑有害，皆不可用也。年远烟细者为佳，粗者勿用。

顾元交①曰：凡血症泛溢妄行，须烧松熏烟所作之墨，世所货卖为中下之品者皆是。若油烟则为上品，反不宜于入药也。水研服能止血，酒研温服行血，童便研则凉血。

附　录

髪　发

用少壮无病男女梳下乱发，温水、肥皂洗油垢极净，又用清水洗净肥皂气，晒干，入罐。火煅，冷，研用。

童　便

童男者良，取便白如雪者用。

番药有密伊辣②，从西洋来，消瘀血治折伤之外，殊少他用。彼中有力者，死皆殓以石函，仍满用诸香水液壅

---

① 顾元交：字焉文，清代江苏毗陵（今武进）人。长于本草，辑有《本草汇笺》。

② 密伊辣：即木乃伊。

尸，镌年月于棺，瘞①之岗原上。经久香液窜入，形肉不朽。夷人掘冢取其尸以为药，谓之密伊辣，虽彼中常难得之物也。近闻有海贾载一尸完全者，来于肥②之长崎，蒙以白叠布，木匮三重，藏之甚谨。谓此乃出七百年上。其色黑光，形体宛然，犹如可认，岂非香液养尸之力耶！剔其肉摩之掌中，润软，烧之，气如乳香、松脂之类。陶九成《辍耕录》所载木乃伊盖此物也。陶言：愿舍身济世，澡身啖蜜，与今之所说有少不同。陶亦依据传闻，未深究其实也。又有出伪造者，每岁番贾将来，皆以人肉及马牛肉熬焦，和以诸木脂泪。云唐陈藏器《本草》所收"质汗"即此类也。其说曰：质汗出西番，煎桂乳、松泪、甘草、地黄并热血成之，消恶血下血气，金疮伤折、瘀血内损，并以酒消服之，亦傅病处。番人试法，以小儿断一足，以药纳口中，将足踏之，当时能走者良。鸣呼！残伤人之肢体，而定其药之臧否可乎？甚哉不仁也！二物功用俱相似，而未始有如兜水灵香可能起疫矣。今世之人，误谓密伊辣可以拯危却死，往往服饵，或用之虚羸之疴，皆为害乎。人亦有至死而不悟者。纵此物有返魂延年之用，岂以人啖人哉。《本经》所列人身，惟髭发一种而已。后世方技之士，至骨、肉、胆、血，咸称为药，违道灭理，莫此为甚。今取人身中曾经医方采用无害于义者，附见于此，因论及其可辟③者如此。

---

① 瘞（yì 亦）：埋葬。
② 肥：日本古地名，肥前、肥后的统称，今熊本、佐贺、长崎一带。
③ 辟：驳斥，排除。

物产目录

　　山林川谷，丘陵沛泽，必有所产。其物皆上所以广国家之用，下足以资万民之生。有志起天下利者，亦所当致意也。然世罕得而识焉。故虽嘉木艳草、奇鸟怪兽、玉石珍瑰，精华之所结、阴阳之所秀者，皆销藏委翳①于穷崖绝壑之间，而历千百年莫或稍试于用，甚可叹也。余尝欲据其所见著一书，以就正于当代通人，而困于世故，厥②图未遂。然自恨黯浅寡昧，自非更读数万卷书，涉数千里路，未便可率尔下笔也。今聊就闻见之所能及集其汉名可征者，列纪于下。

元禄五年三月谷旦③稻义书于经正居

---

① 翳：隐匿。
② 厥：其。
③ 谷旦：美好的日子。旧时常用为吉日的代称。

谷之属

粳米、糯米、香子稻、秈、大麦、小麦、穬麦、荞麦、稷、黍、蜀黍、玉蜀黍、粱、粟、秫、穇、稗、巨胜、油麻、大麻、薏苡二种、罂子粟、雀麦、燕麦、狼尾草、䅟莦、丹黍、䅘珠、回回米、莠草、旱稗、郁麦、罂子粟①、山禾、菰米

菽之属

黑大豆、黄大豆、赤小豆、白豆、黄豆、绿豆、穞豆、豌豆、蚕豆、豇豆、藕豆、刀豆、貍豆、青豆、劳豆、葫芦巴、香珠豆、紫罗豆、僧衣豆、梅豆、料豆、十八豇

蔬之属

韭、山韭、葱、茖葱、水晶葱、薤子、蒜、科葱、葫、生姜、茼蒿、芸薹、菘、芥、皱叶芥、白芥、芜菁、莱菔、水萝卜、杨花莱菔、胡荽、胡萝卜、水芹、白鼓钉、马芹、小茴香、罗勒、菠薐、夏菘菜、䕲菜、荠、蒴

炮炙全书

一二〇

蕫、繁缕、鸡肠、苜蓿、苋、花苋、野苋、马齿苋、苦菜、白苣、莴苣、水苦荬、翻白草、蒲公英、黄花菜、落葵、蕺菜、蕨、薇、灰藋、藜、牛蒡、番椒、紫苏、回回苏、荆芥、襄荷、卷菜、葵、地肤、款冬、苦芙、水蓼、香蓼、紫蓼、蒟蒻、连禅芋、青芋、紫芋、落花生、薯蓣、掌薯、朱薯、苜蓵、百合、蓴菜、草石蚕、笋、紫花儿、泥胡菜、辣米菜、剪刀股、水菜、紫茄、银茄、水茄、悬瓠、匏、壶芦、冬瓜、南瓜、越瓜、胡瓜、天罗、菜瓜、金鹅蛋、蒿、蕈、荸荠、慈菇、昆布、濡苔、紫菜、石莼、石花菜、鹿角菜、龙须菜、虎栖菜、赤菜、线菜、海苔、猴葵、羊栖菜、裙带菜、蛎菜、索菜、石发、紫芥、山苦荬、青蓼、接续草、溪菜、莳萝、红皮萝卜、箭干菜、紫苣、楼葱、鸡儿肠、大巢菜、元修菜、苦瓜、茄莲、鹅肠、雀舌草

果之属

李、杏、梅、鹤顶梅、桃、毛桃、十月桃、栗、板栗、莘栗、大枣、枣、消梨、乳梨、棠梨、海棠、木瓜、木桃、蛮楂、榅桲、山楂、奈、林檎、方柿、八棱柿、搭柿、著盖柿、杵头柿、椑柿、丁香柿、安石榴、乳柑、真柑、佛手柑、馒头柑、橙、金枣、金豆、黄橘、包橘、大柚、小柚、枸橼、枇杷、杨梅、樱桃、郁李、卢都子、木半夏、银杏、胡桃、山胡桃、榛、橡、槲、粗榧、榧、海松、槟榔、无花果、枳椇、秦椒、蜀椒、崖椒、寿星桃、盐麸子、金杏、茗、土常山、甜瓜、西瓜、蜜李、黄蜡

李、葡萄、蘡薁、甘蔗、莲、芰、蝙蝠菱、芡、茅栗、消梅、冬梅、青梨、鹿梨、猕猴桃、龙眼、楸子、榠子、吴茱萸、菌子、蜜罗柑、朱橘、石楮、苦楮、甜楮、壶枣、火珠楝、白杨梅、紫葡萄

草之属

甘草、黄耆、沙参、荠苨、桔梗、黄精、葳蕤、知母、天麻、白术、苍术、狗脊、贯众、巴戟天、远志、百脉根、仙灵脾、玄参、地榆、紫草、白头翁、白及、三七、黄连、柴胡、前胡、防风、贝母、羌活、细叶沙参、苦参、白鲜、山慈菇、石蒜、铁色箭、水仙、白茅、菅茅、黄菅、芭茅、石芒、龙胆、细辛、杜衡、及己、徐长卿、平地木、阴地蕨、当归、蘼芜、大叶芎、蛇床、白芷、芍药、草芍药、牡丹、木香、马蹄香、薰草、红豆蔻、郁金、鬼督邮、三棱、香附子、藿香、兰草、山兰、泽兰、益妳草、马兰、香薷、石香菜、九牛草、薄荷、赤车使者、积雪草、白苏、水苏、荠苎、菊、艾、茵陈蒿、青蒿、黄花蒿、白蒿、牛尾蒿、酸桶草、角蒿、牡蒿、茺蔚、夏枯草、刘寄奴、丽春草、旋覆花、青葙子、鸡冠花、红蓝、大蓟、小蓟、续断、歪头菜、桃朱术、飞廉、苎麻、苘麻、蠡实、苍耳、天名精、豨莶、芭蕉、麻黄、木贼、地黄、牛膝、紫菀、麦门冬三种、萱草、淡竹叶、威灵仙、木绵草、鸭跖草、蜀葵、锦葵、兔葵、黄蜀葵、龙葵、防葵、淡芭姑、酸浆、龙珠、鼠曲草、决明、瞿麦、剪春罗、王不留行、金盏草、女菀、狗舌草、马鞭

草、迎春花、狗尾草、蛇含、蒴藋、车前二种、蓝、鹿蹄草、马蓼、荭草、石龙芮、海根、白屈、神草、萹蓄、荩草、白蒺藜、黑蒺藜、地杨梅、水杨梅、地蜈蚣、紫花地丁、半边莲、山黧豆、羊蹄、酸模、鬼针草、石龙芮^①、三白草、谷精草二种、鳢肠草、白前、灯芯草、芦、葭、簾、大黄、商陆、山茶菜、狼牙、大戟、泽漆、续随子、蓖麻、蕃楝、草乌头、仙人掌草、天南星、山芹菜、半夏、射干、鸢尾、玉簪、凤仙、荨麻、牛扁、毛茛、毛建、曼陀罗花、格注草、菟丝子、五味子、蓬蘽、蔷薇叶蓬蘽、树莓、小麦梅、悬钩子、蛇莓、马兜铃、合子草、牵牛子、旋花、紫葳、栝楼、王瓜、葛、何首乌、天门冬、草薢、菝葜、海金沙、茜草、防己、通草、钓藤、白英、野葛、萝藦、女青、白蔹、乌蔹莓、葎草、络石、石血、地锦、木莲、田麻、忍冬、蓬子菜、南藤、藤蓼、紫藤、泽泻、蓟草、龙舌草、菖蒲、白菖、香蒲、肤舌、水萍、蘋、萍蓬、鸂鶒菜、马藻、海藻、石斛、红茂草、石韦、瓦韦、金星草、石长生、景天、戒火、狮子耳、螺靥草、酢浆、秀墩草、草血竭、崖棱、凤尾草、金鸡脚、万缠草、涉厘、井中苔、船底苔、石蕊、地衣、垣衣、屋游、土马骔、乌韭、卷柏、玉柏、石松、桑花、艾纳、杠板归、水鳖、钱蒲、水竹叶、蜈蚣蘋、牛尾蕴、鸡眼草、鸦葱、候潮草、水葱、金盏菜、绵枣儿、麦蓝、苦麻苔、雀瓢、麝香、霸王树、粉条儿、细叶菖蒲、老鹳筋、羊屎

---

① 石龙芮：与上同，疑重出。

柴、水烛、漆姑草、狼把草、百蕊草、地柏、大蓼、常春藤、翠云草、白薇、苦蘵、蚕网草、水马齿、紫背天葵、割田蔍、耨田蔍、映山红、千年菖、桃叶珊瑚、□菜、水粟、水葫芦、竹荚菜、兔儿伞

木之属

侧柏、松、茯苓、杉、紫薇木、桂、木犀、木兰、辛夷、乌药、樟、钓樟、檗木、朴、杜仲、椿、樗、漆、梓、楸、紫桐、白桐、梧桐、油桐、海桐、青皮楝、檿、槐、檀、荚蒾、栌、合欢、皂荚、肥皂荚、无患子、栾华、婆罗得、榉、杨柳、杨、柽、白杨、木桃儿、榆、郎榆、棕榈、虎刺、相思子、铁蕉、白桑、鸡桑、楮、构、枸橘、栀子、酸枣、山矾、山茱萸、金樱、女贞、冬青、枸骨、卫矛、南烛、五加、枸杞、枸棘、蔓荆、紫荆、木槿、木芙蓉、山茶、腊梅、石南、黄杨、卖子木、接骨木、楤木、瑞香、连翘、芫花、蜀漆、羊踯躅、鼠莽、云实、菅实、月季花、桑寄生、松寄生、楛、柞木、杜松、罗汉松、凤尾松、五须松、山茶料、加条、丹青树、铁树、密蒙花、宫柳、蒲葵、金刚子、二色桧、菩提树、蚊子树、桧、罗汉柏、强木、金松、刺檗、落叶松、御柳、白松、千枝柏、孔雀松、婆罗树、矮桧、杞柳、直脚黄杨

竹之属

护基竹、斑竹、紫竹、金竹、凤尾竹、水竹、箭竹、

绵竹、秋芦竹、樱竹、揳竹、闪竹、金丝竹、人面竹、箬竹、扶竹、箽竹、苦竹、甘竹、虫竹

鳞之属

鲤鱼、石斑鱼、鲻鱼、白鱼、带鱼、鲳鱼、鲫鱼、鳓鱼、鲈鱼、杜父鱼、鲦鱼、鲙残鱼、鱵鱼、金箍鱼、鳗鲡鱼、鳢、鳢鱼、鲭、箭鳗、鲮鱼、鲵鱼、黄颡鱼、河豚、海豚鱼、鲽鱼、箬鱼、鲛鱼、乌贼、花枝、锁管、章鱼、石拒、海鹞鱼、鱼虎、海蛇、龙虾、虾、青龙、苗虾、海马、虾姑、过腊鱼、海鳅、戴帽鱼、弹涂鱼、沙噀、敏鱼、涂龙、马鲛、梭鱼、黄穑、棘猎鱼、乌颊、赤鬃、方头、溪鳗、火鱼、竹麦、沙蚕、海牛、海燕、鲲鱼、银鱼、朱鱼、华脐鱼、竹荚鱼、斑鱼、锯鲨、狗鲨、胡鲨、吹沙、赤尾虾、泥虾、蚕虾、草虾、白小、丁斑、赤鱼、黄鲷鱼、海参、石镜、龙涎香、石伏鱼、猧狗鱼、金丝鳗鲡、猴染、黑魟鱼、黄貂鱼、文鳐鱼、鲎鱼、和尚鱼、水唐、海母、章花鱼、涂螯

介之属

水龟、海龟、绿毛龟、蟛蜞、稻蟹、石蟹、蟳蚌、桀步、蟢、鲎、牡蛎、蚌、蚬、真珠、石决明、海蛤、文蛤、蛤蜊、蛏、砗磲、魁蛤、贝子、紫贝、石蜐、淡菜、田蠃、蜗螺、寄居虫、海月、海镜、即君子、蜡、江珧、石蛭、海胆、西施舌、花螺、红螺、朗光、钻螺、刺螺、竹蛏、石磷、白蛤、石蛇、米螺、马刀、乌鲇、黄蛎、蓼

螺、马蹄螺、吹螺、紫蛤、泰龟、鼋、鳖、沙蟹、招潮、彭蜎、芦虎

羽之属

鹤、灰鹤、鹳、阳鸟、秃鹙、鹅、雁、鸿、白雁、天鹅、鹜、凫、鹴鹕、鸳鸯、䴔鹭、□、鹭、白鹤子、红鹤子、鸥、鹡鸰、鸬鹚、翡翠、鱼狗、长尾鸡、鹌鸡、矮鸡、乌骨鸡、鹖雉、鹑雉、鷩雉、锦鸡、白鹇、竹鸡、鹭雉、鹑、鷃、鸽、突厥雀、雀、蒿雀、巧妇鸟、燕、胡燕、伏翼、鼯鼠、斑鸠、青鹡、鸣鸠、桑扈、鹳鸲、剖苇、水鸡、莺、啄木鸟、慈乌、乌鸦、杜鹃、黄雀、山啄木、画眉、白头公、白雀、金翅、绣眼儿、告天、雪姑儿、山胡、白鹞鸟、樱桃鸟、山鸟、拂河、猫头鹰、鸥鸺、鸮鹏、鹰、雕、鹘鹰、鹞子、白鹰、鹊、漫画、信天翁、鹈鹕、鱼鲛、鸒、䴕鸠、十二红、十二黄、桃雀、馋鸟、白鸟、白燕、冠凫、沉凫

毛之属

豕、狗、獒、羊、牛、马、果下马、熊、罴、野猪、羚羊、鹿、麋、猫、狸、狐、白狐、貒、豺、狼、兔、白兔、水獭、猵獭、海狗、鼠、鼹鼠、貂鼠、鼬鼠、鼷鼠、黄鼠、香鼠、猕猴、果然、海豹、拂菻狗、金丝狗、山猫、蒙颂、松鼠、水鼠、白鼠、獾、貔貅、彙

虫之属

蜂蜜、蜜蜡、蜜蜂、土蜂、大黄蜂、露蜂房、竹蜂、赤翅蜂、蜾蠃、虫白蜡、五倍子、螳螂、雀瓮、蚕、石蚕、枸杞虫、蘹香虫、蛱蝶、鬼车、蜻蛉、马大头、赤卒、绀蠜虫、胡黎、樗鸡、斑蝥、蜘蛛、蟢子、草蜘蛛、壁钱、土蜘蛛、水蛭、草蛭、蚁、马蚁、蚍蜉、蝇、蛆、蝇虎、狗蝇、慕光、牛虱、人虱、蛴螬、木蠹虫、马蜩、螗蜩、茅蜩、蛁蟟、蜉蝣、天牛、独角仙、蝼蛄、萤火、衣鱼、鼠妇、蜚蠊、行夜、灶马、䗪、吉丁虫、蟫蟱、螇蚸、叩头虫、木虻、蜚虻、蚊子、蚋子、孑孓虫、竹虱、蟾蜍、石轮、青蛙、金线蛙、蜈蚣、马陆、蠼螋、蚰蜒、蚯蚓、蜗牛、蛞蝓、水龟、水蛋、蚤虫、蛄蟖、尺蠖、土蛊、雨鬼、龙盘鱼、守宫、水龙子、银蛇、乌蛇、水蛇、花蛇、海蛇①、蝮蛇、青竹蛇、橘蠹、蠲头虫、白颈蛇、钱驼儿、蚜虫、窃虫、刺蝥、结草虫、独脚蜂、土鸭、虾蟇、颠当

金石之属

金、银、赤铜、自然铜、鉎石、铜青、银朱、铅、铅霜、铅丹、密陀僧、锡、古镜、砂铁、钢铁、紫金、青铜、鍮石、琥珀、璧珀、宝石、水精、琉璃、云母、白石英、紫石英、方解石、滑石、孔公孽、石钟乳、石胆、石

---

① 海蛇：与鳞之属"海蛇"同，疑重出。

炭、石灰、浮石、磁石、空青、石绿、金刚钻、砥石、白石、温石、石蛇①、食盐、消石、石硫黄、矾石、绿矾、试金石、石花、石柏、雷斧、花纹石、松石、明镜石、大一余粮、箭镞石、石麻、石棋子、木叶石、石版、瓜子金、麸金、锭铁、饴盐、消子、紫石、青石、绿石、赤石脂、橐龠砂

土之属

白善、石脑、黄土、赤土、黑壤、煤灰、猛火油、地溲、仰天皮、鬼矢

花之属

幽兰、独头兰、千日红、挂兰、紫兰、燕子花数种、紫菖蒲数种、雨久花、紫鹤、玉蝴蝶、秋牡丹、睡莲、朝日莲、玉玲珑、桃金娘、铁杆蒿、剪夏罗、碎米荠、山丹、阑地锦、十姊妹、荼蘼、美人蕉、菊多种、寒菊、夏菊、牡丹其种滋多、芍药多种、昙花、雁来红、十样锦、滴滴金、西番葵、绶草、五月翠菊、戎葵多种、木香花、佛见笑、金线草、垂丝海棠、金沙罗、金钵盂、紫薇花、紫木兰、玉兰花、桢桐、臭梧桐、玉楼春、棣棠花、金碗喜水、舜英、千叶槿、石岩花多种、杜鹃花、秋海棠、吉祥花、西番莲、鹰爪、滚绣球、绣球花、随军茶、粉团、铁线莲、遍地锦、日丹、宝珠多种、茶梅数种、玛瑙茶、麻

---

① 石蛇：与介之属"石蛇"同，疑重出。

叶、红梅、玉蝶、昭水梅、瑞仙桃、碧桃、美人桃、日月桃、鸳鸯桃、宝珠榴、黄榴花、春桂、宫人草、金萱花、剪金罗、剪秋纱、洛阳花、千叶杏、品字莲、并头莲、千叶莲、碧莲、鸡冠花_{扫帚}、扇面、二乔、缨络、寿星、软条、黄踯躅、紫踯躅、金钱、银钱、丹桂、滇茶、连珠香、石榴红、重叶海棠、山海棠、天香、麝香①、石兰、四季萱花、乐春、长春、鸡麻、野西瓜、鱼儿牡丹、绿萼梅、品字梅、黄香梅、朱梅、单瓣红梅、杏梅、早梅、鸳鸯梅、绛桃、胭脂桃、绯桃、八仙花、玉梅、玉带、千叶李花、柳叶菜、打碗花、上元红、山蔓菁、白花兰、锦边莲、红莲、青莲、沥金莲、地涌金莲、观音莲、扶桑、小莲翘、白榴花、矮栀子花、锦带花、拒霜花_{多品}、刺蘼、锦被堆、结香花

菌之属

松蕈、香蕈、麦蕈、黄蕈、胭脂菰、扫帚菰、鸡枞、蘑菰蕈、石耳、木耳、地耳、笑矣乎、鬼盖、朝菌、地芩、竹肉、芝、马勃、石灰菰、寄生

---

① 麝香：与草之属"麝香"同，疑重出。

附：元禄五年本《物产目录》

谷之属

粳米、糯米、香子稻、籼、大麦、小麦、穬麦、荞麦、稷、黍、蜀黍、玉蜀黍、粱、粟、秫、穄、稗、巨胜、油麻、大麻、薏苡二种、罂子粟、雀麦、燕麦、狼尾草、薜荔

菽之属

黑大豆、黄大豆、赤小豆、白豆、黄豆、绿豆、稆豆、豌豆、蚕豆、豇豆、藊豆、刀豆、貍豆、青豆、劳豆、葫芦巴

蔬之属

韭、山韭、葱、茖葱、水晶葱、蒚子、蒜、山蒜、葫、生姜、茼蒿、芸薹、菘、芥、皱叶芥、白芥、芜菁、莱菔、水萝卜、杨花莱菔、胡荽、胡萝卜、水芹、旱芹、马芹、小茴香、罗勒、菠薐、蕹菜、蒡菜、荠、菥蓂、繁缕、鸡肠、苜蓿、苋、花苋、野苋、马齿苋、苦菜、白苣、莴苣、水苦荬、翻白草、蒲公英、黄花菜、落葵、蕺菜、蕨、薇、灰藋、藜、牛蒡、番椒、紫苏、回回苏、荆芥、蘘荷、卷菜、葵、地肤、款冬、苦芺、水蓼、香蓼、紫蓼、蒟蒻、佛指甲、青芋、紫芋、落花生、薯蓣、掌

薯、朱薯、苣葜、百合、卷丹、草石蚕、笋、紫花儿、泥胡菜、野蜀葵、泽蒜、藤花菜、紫茄、银茄、水茄、悬瓠、匏、壶芦、冬瓜、南瓜、越瓜、胡瓜、天罗、菜瓜、金鹅蛋、荶、莼、荸荠、慈菇、昆布、海带、紫菜、石莼、石花菜、鹿角菜、龙须菜、仙草、赤菜、线菜、海苔、松蕈、麦蕈、黄蕈、紫蕈、香蕈、蘑菇、蕈、木耳、蘿菌、红菇、接续草、溪菜、莳萝

果之属

李、杏、梅、鹅梅、桃、绯桃、十月桃、八丹杏、板栗、莘栗、大枣、枣、消梨、乳梨、棠梨、海棠、木瓜、木桃、蛮楂、榅桲、山楂、柰、林檎、方柿、八棱柿、搭柿、著盖柿、杵头柿、椑柿、丁香柿、安石榴、乳柑、真柑、海红柑、馒头柑、橙、金枣、金豆、黄橘、包橘、大柚、小柚、枸橼、枇杷、杨梅、樱桃、郁李、卢都子、木半夏、银杏、胡桃、山胡桃、榛、橡、槲、柯、榧、海松、槟榔、无花果、枳椇、秦椒、蜀椒、崖椒、胡椒、盐麸子、醋林子、茗、土常山、甜瓜、西瓜、苦瓜、金瓜、葡萄、蘡薁、甘蔗、莲、芰、酸子、蕃柿、茅栗、消梅、冬梅、青梨、鹿梨、羊枣、龙眼、佛酥柑、榄子、吴茱萸

草之属

甘草、黄耆、沙参、荠苨、桔梗、黄精、葳蕤、知母、天麻、白术、苍术、狗脊、贯众、巴戟天、远志、百脉根、仙灵脾、玄参、地榆、紫草、白头翁、白及、三

七、黄连、柴胡、前胡、防风、独活、羌活、升麻、苦参、白鲜、山慈菇、石蒜、铁色箭、水仙、白茅、菅茅、黄菅、芭茅、石芒、龙胆、细辛、杜衡、及己、徐长卿、平地木、阴地蕨、当归、蘼芜、大叶芎、蛇床、白芷、芍药、草芍药、牡丹、木香、甘松、杜若、红豆蔻、郁金、莪茂、三棱、香附子、藿香、兰草、山兰、泽兰、益妳草、马兰、香薷、石香薷、爵床、薄荷、赤车使者、积雪草、白苏、水苏、荠苎、菊、艾、茵陈蒿、青蒿、黄花蒿、白蒿、牛尾蒿、马先蒿、角蒿、牡蒿、茺蔚、夏枯草、刘寄奴两种、丽春草、旋覆花、青葙子、鸡冠花、红蓝、大蓟、小蓟、续断、曲节草、漏芦、飞廉、苎麻、苘麻、蠡实、苍耳、天名精、豨莶、芭蕉、麻黄、木贼、地黄、牛膝、紫菀、麦门冬三种、萱草、淡竹叶、威灵仙、木绵草、鸭跖草、蜀葵、锦葵、兔葵、黄蜀葵、龙葵、防葵、淡芭姑、酸浆、败酱、鼠曲草、决明、瞿麦、剪春罗、王不留行、金盏草、葶苈、狗舌草、马鞭草、龙常草、狗尾草、蛇含、蒴藋、车前二种、蓝、兔儿酸、马蓼、荭草、毛蓼、海根、透骨草、虎杖、萹蓄、荩草、白蒺藜、黑蒺藜、地杨梅、水杨梅、地蜈蚣、紫花地丁、半边莲、紫背草、羊蹄、酸模、鬼针草、石龙芮、三白草、谷精草二种、鳢肠草、白前、灯芯草、芦、菼、簾、大黄、商陆、狼毒、狼牙、大戟、泽漆、续随子、蓖麻、藜芦、草乌头、白附子、天南星、斑杖、半夏、射干、鸢尾、玉簪、凤仙、荨麻、牛扁、毛茛、黄芹、曼陀罗花、格注草、菟丝子、五味子、蓬蘽二种、蔷薇叶蓬蘽二种、寒莓、覆盆子、悬钩子三种、蛇莓、马兜铃、合子草、牵牛子、旋花、紫葳、栝楼、王瓜、葛、黄环、天门冬、萆薢、菝葜、海金沙、茜草、防己、通草、钓藤、白英、蜀羊泉、萝藦、女青、赤地利、乌蔹莓、葎草、络石、石血、地锦、木莲、千岁蔂、忍冬、每始王木、南藤、藤蓼、紫藤、泽泻、蓣草、龙舌草、菖蒲、白菖、香蒲、菰、水萍、蘋、萍蓬、鸂鶒菜、马藻、海藻、石斛、骨碎补、石韦、瓦韦、金星草、石长生、景天、戒火、狮子耳、螺厣草、酢浆、地光钱、草血竭、崖椶、凤尾草、鸡脚草、白龙须、涉厘、井中苔、船底苔、石蕊、地衣、垣衣、屋游、土马骔、乌韭、卷柏、玉柏、石松、桑花、艾纳、马勃、柳叶菜、钱蒲、水竹叶、蜈蚣蘋、牛尾蕴、砖子苗、鸦葱、候潮草、水葱、間蒿、知风草、麦蓝、苦麻苔、粘鱼须、麝香、芝、土菌、鬼盖、地芩、鬼笔、地耳、漆姑草、狼把草、土大黄、赤药、黄药、常春藤、翠云草、白薇、苦蘵、蚕网草、金陵草、紫背天葵、剪刀草

木之属

侧柏、松、茯苓、杉、丝杉、桂、木犀、木兰、辛夷、楠、樟、钓樟、檗木、朴、杜仲、椿、樗、漆、梓、楸、紫桐、白桐、梧桐、油桐、海桐、楝、櫰槐、槐、檀、荚蒾、桴、合欢、皂荚、肥皂荚、无患子、栾华、婆罗得、櫸、柳、杨、柽、白杨、扶移、榆、榔榆、棕榈、乌桕、相思子、铁蕉、桑、柘、楮、枳、枸橘、栀子、酸枣、白桜、山茱萸、金樱、女贞、冬青、枸骨、卫矛、南

烛、五加、枸杞、石南、蔓荆、紫荆、木槿、木芙蓉、山茶、腊梅、柞木、黄杨、卖子木、接骨木、楤木、瑞香、连翘、芫花、蜀漆、羊踯躅、鼠莽、云实、菅实、月季花、桑寄生、松寄生、橹、水绵、杜松、罗汉松、凤尾松、五须松、山茶料、加条、瘿木、铁树、密蒙花、芜荑、蒲葵、齐墩树、二色桧、菩提树、蚊子树、桧、罗汉柏、强木、金松、刺檗、桦、御柳

竹之属

淡竹、斑竹、紫竹、雪竹、凤尾竹、水竹、箭竹、荡竹、秋芦竹、楼竹、箬、竹黄、仙人杖、鬼齿、竹蓐、观音竹

鳞之属

鲤鱼、鲩鱼、鲻鱼、白鱼、石首鱼、鲳鱼、鲫鱼、鲥鱼、鲈鱼、杜父鱼、鲢鱼、鲙残鱼、鳜鱼、金鱼、鳗鲡鱼、海鳗鲡、鳢鱼、鲭、鮰鱼、鳈鱼、鲵鱼、黄颡鱼、河豚、海豚鱼、鲽鱼、箬鱼、鲛鱼、乌贼、花枝、锁管、章鱼、石拒、海鹞鱼、鱼虎、海蛇、龙虾、虾、青龙、苗虾、海马、虾姑、过腊鱼、海鳅、戴帽鱼、弹涂鱼、沙蚕、敏鱼、涂龙、马鲛、梭鱼、黄穑、棘猎鱼、乌颊、赤鬃、方头、溪鳁、青鱼、大口鱼、沙蚕①、海牛、海燕、鳀鱼、枫叶鱼、绯鱼、华脐鱼、竹荚鱼、斑、锯鲨、狗

---

① 沙蚕：与上同，疑重出。

鲨、胡鲨、吹沙、海鲫、沙筋、土钻、草虾、鲦石、鲵鱼、鲥鱼、海燕鱼、海参、石镜、龙涎香、土附鱼、猧狗鱼、梅鱼、猴染、石帆

介之属

水龟、海龟、绿毛龟、彭蜞、港蟹、石蟹、虎狮、桀步、蟛、鲎、牡蛎、蚌、蚬、真珠、石决明、海蛤、文蛤、蛤蜊、蛏、砗磲、魁蛤、贝子、紫贝、石蚴、淡菜、田蠃、蜗螺、寄居虫、海月、海镜、急君子、梭螺、江瑶、海扇、海胆、石华、花螺、红螺、朗光、钻螺、刺螺、沙虱、石磷、金钱蟹、鹦鹉螺、米螺

羽之属

鹤、灰鹤、鹳、鹢鸡、秃鹙、鹅、雁、鸿、白雁、天鹅、鹜、凫、鹛鹏、鸳鸯、鸂鶒、方目、鹭、白鹤子、红鹤子、鸥、鹨璜、鸬鹚、翠鸟、鱼狗、长尾鸡、鹡鸡、矮鸡、乌骨鸡、雉、鹖雉、鹢雉、锦鸡、白鹇、竹鸡、秧鸡、鹑、鹧、鸽、突厥雀、雀、蒿雀、巧妇鸟、燕、胡燕、伏翼、鼯鼠、斑鸠、青鹡、鸣鸠、桑扈、鹡鸰、百舌、练雀、莺、啄木鸟、慈乌、乌鸦、杜鹃、金雀、碧鸟、画眉、白头公、吉弔、金翅、绣眼儿、告天、雪姑儿、山胡、报春鸟、樱桃鸟、柳叶、拂河、猫头鹰、鸱鸺、鸮鹏、鹰、雕、角鹰、鹞子、白鹰、杨叶、漫画、信天翁、鹈鹕、鱼鲛、鹊

毛之属

豕、狗、獒、羊、牛、马、果下马、熊、罴、野猪、羚羊、鹿、麋、猫、狸、狐、貉、貒、豺、狼、兔、白兔、水獭、海獭、海狗、鼠、鼹鼠、貂鼠、鼬鼠、鼷鼠、黄鼠、香鼠、猕猴、果然、海豹、海鹿

虫之属

蜂蜜、蜜蜡、蜜蜂、土蜂、大黄蜂、露蜂房、竹蜂、赤翅蜂、螺蠃、虫白蜡、五倍子、螳蜋雀瓮、蚕、石蚕、枸杞虫、蘹香虫、蛱蝶、鬼车、蜻蛉、马大头、赤卒、绀蟠虫、胡黎、樗鸡、斑蝥、蜘蛛、蟢子、草蜘蛛、壁钱、土蜘蛛、水蛭、草蛭、蚁、马蚁、蚍蜉、蝇、蛆、蝇虎、狗蝇、壁虱、牛虱、人虱、蛴螬、木蠹虫、马蝍、螻蛄、茅蜩、蜣蜋、蜉蝣、天牛、独角仙、蝼蛄、萤火、衣鱼、鼠妇、䗪蠊、行夜、竈马、蝨蠡、吉丁虫、蟫蟓、蝘蜓、叩头虫、木虻、蜚虻、蚊子、蚋子、孑孓虫、竹虱、蟾蜍、石轮、蛙、蝌蚪、蜈蚣、马陆、蠼螋、蚰蜒、蚯蚓、蜗牛、蛞蝓、水黾、水蚤、蠖虫、蛄蟖、尺蠖、土蛊、雨鬼、石龙子、守宫、水龙子、银蛇、乌蛇、水蛇、椒蛇、海蛇①、蝮蛇、王蛇、螣蛇、蝎、白头蛇

---

① 海蛇：与介之属"海蛇"同，疑重出。

金石之属

金、银、赤铜、自然铜、铜矿石、铜青、银朱、铅、铅霜、铅丹、密陀僧、锡、古镜、铁、钢铁、紫金、青铜、鍮石、琥珀、璧珀、宝石、水精、琉璃、云母、白石英、紫石英、方解石、滑石、冷石、石钟乳、石脑油、石炭、石灰、浮石、慈石、空青、石绿、金刚钻、砥石、白石、石蟹①、石蛇、食盐、消石、石硫黄、矾石、绿矾、试金石、石梅、石柏、石膏、花纹石、松石

土之属

赤土、白垩、黄土、伏龙肝、瓷器、瓦砖、墨、釜脐墨、百草霜、石碱

花之属

幽兰、独头兰、黄兰、挂兰、水蒲、燕子花_{数种}、紫菖蒲_{数种}、白鹤、紫鹤、玉蝴蝶、秋牡丹、睡莲、朝日莲、玉玲珑、缠枝牡丹、铁杆蒿、浮蔷、碎米荠、山丹、阑地锦、十姊妹、茶、美人蕉、菊_{多种}、寒菊、天竺花、牡丹_{其种滋多}、芍药_{多种}、子午花、雁来红、十样锦、滴滴金、西番葵、绣线菊、五月翠菊、戎葵_{多种}、木香花、佛见笑、海桐花、垂丝海棠、金沙罗、金钵盂、紫薇花、紫木兰、玉兰花、桢桐、臭梧桐、玉楼春、棣棠花、金碗喜水、舜

---

① 石蟹：与介之属"石蟹"同，疑重出。

英、朱槿、石岩花多种、杜鹃花、秋海棠、吉祥花、喷雪、鹰爪、滚绣球、绣球花、雪球、粉团、笑靥花、遍地锦、日丹、宝珠多种、茶梅数种、玉球花、麻叶、红梅、玉蝶、昭水梅、瑞仙桃、白桃、美人桃、日月桃、鸳鸯桃、宝珠榴、水木犀、春桂、水槿、金萱花、剪金罗、剪秋纱、洛阳花、千叶杏、莲多种、并头莲、千叶莲、碧莲、鸡冠花扫帚、扇面、二乔、缨络、寿星、旗节花、黄踟蹰、佛头菊、藤菊、霸王树、刺虎

校注后记

一、作者、成书年代与版本

《炮炙全书》，日本稻生宣义撰。稻生宣义（1655—1715），生于日本江户时期，名宣义（又称义），字彰信，通称正助，又称稻生若水。为日本江户中期本草学者，博物学先驱，著有《庶物类纂》362 卷及《本草图翼》等书。作者与当时著名的本草学者贝原益轩交谊深厚，本书叙即贝原氏所作。17 世纪《本草纲目》传入日本，在日本国内掀起了"本草热"。作者取材于《纲目》，注重实证亲验、纠误创新，开创了以文献考证研究为主，结合实地调查的"稻生若水学派"。正如其在本书凡例中所说："遍观近时所行于世释草木昆虫之书，妄造其名，驾以孟浪之说，皆非耳目见闻之实论。"

本书成书于元禄二年（1689），初刻为元禄五年洛阳书堂太和屋十左卫门唐本屋又兵卫刻本，藏于日本早稻田大学；后有元禄十五年平安书坊太和屋重左卫门刻本，藏于中国医学科学院图书馆和中国中医科学院图书馆。两次刊行的版本存在一定差异，原书也存在一些错误。如五年本与十五年本卷一人参条均作"茯苓、马蘭（兰）为使"，《证类本草》和《本草纲目》相应人参条则都作"茯苓、马蔺为使"，疑"蔺"为"蘭"之误，诸如此类。十五年本对五年本的药物次序及内容进行了增补改动，减少了错误。

二、内容特色

1. 按自然属性分类，并有创新

本书整体采用药物自然属性分类，分为草、谷、菽、造酿、蔬、果、木、竹、鳞、介、羽、毛、虫、金石、水、火、土、附录共十八类。作者对药物的自然属性并不是直接沿用本草论著，如凡例所说："次序不悉从本草，今就所见稍加移正。尚未确认者，一仍其旧不革。"如"连翘"，《本草纲目》中载于草部，而比《炮炙全书》成书略早的《本草原始》载在于木部；"常山""芫花"，《本草纲目》《本草原始》等俱载于草部。作者则将上述三味药都载于木部。根据现代植物学分类知识，这三味药原植物都是小灌木，与作者分类相符。又如"琥珀"，《本草纲目》《本草汇言》《本草述》等都记载在木部，虽然作者并不知道琥珀的形成过程，但是他大胆地提出疑问与假设，并通过观察将其收载在金石部，与现在对于琥珀"有机宝石矿物"的定义不谋而合。

2. 注重提炼实用

书中内容绝不是一味地摘抄，而是经过作者自身的研究对比而提炼出来的。如"桑白皮"，在《本草纲目》《本草原始》等书中记载"其皮中涎勿去之，药力俱在其上也"，但在修治中只记载"取十年以上向东畔嫩根，铜刀刮去黄皮，取里白皮，切，焙干用"，并没有真正做到"勿去涎"。本书中该条记载"取东行嫩根洗去土泥，日晒，待其干透后，剥皮贮之，临时刮去上薄衣，炙用。若掘取时即剥取皮且刮上衣，其涎流去，药力都泄，用之少效"，方法实用且很好地保存了药效。

3. 有博物学倾向

书后作者以《物产目录》的形式将自己接触的物产记录了下来，形成了本书极有特色的一部分。日本江户时代中后期，本草学基本上朝着两个方向发展，一是随着医学的兴盛而趋向药性药效的研究；二是同药学分离，走向博物学的道路。本书的《物产目录》正是反映了江户时代本草的博物学倾向。

4. 突出伪劣药的介绍

作者在内容上除了介绍药物的药性、炮制方法、鉴别等内容外，突出介绍伪药、劣药以及民间对一些药物的错误认识，这也是作者的学术特色——纠误。书中"市""肆"之后的文字突出介绍了当时日本市面上的伪品，如"白鲜皮"条载"白鲜花艳可爱，世多无有知者。市人乃剥木槿及木芙蓉花根皮以假伪，宜审之"。劣药的例子如"前胡"条载"但药中取贮者，俱夏月采之，且不极洗净，故体不实而色亦淡黑，香味都不佳"。民间对一些药物品种误用的情况如"白及"条载"或以独头兰为白及，误矣"。

5. 介绍日本自产的药材

本书对日本本土自产药材有相应的介绍，如"芎藭"条有"雀脑芎产丹后州，最胜他处"；"白芍"条有"药中所用多取信浓州者，色绝白"的记载。丹后州、信浓州都是日本古地名，为今京都和长野。

6. 大胆指出本草的错误

作者在文中对本草论著的错误大胆提出批评，进而提出"其物者当考穷精详，必得证治相合，庶不失于孟浪也"。如"沙苑蒺藜"条指出《本草纲目》中指沙苑蒺藜即是白蒺藜"殊为不当"。文中最后介绍"密伊辣"，并提出了"本经所列人身惟鬓发一种而已，后世方技之士至骨肉胆血咸称为药，违道灭理，莫此为甚"的看法，说明作者具有"人道主义"情怀，反对滥用器官为药物。

三、对本草学的贡献

本书在内容上多结合日本本国的用药情况，因此也出现了不少日本本土的地方用药，另外对日本药肆中用药情况的介绍，尤其是对于伪、劣药的记载，对于研究日本地产药材有一定的价值，丰富了本草学的内容。

本书从选择记载的药物到各个药物的鉴别和炮炙方法无不体现科学实用的态度。其收载的内容数量虽远不及《本草纲目》，但其注重科学化、实用化的指导思想，体例和内容切合实际应用，加之大量日本本土的用药情况，这些都决定了《炮炙全书》是一本很有学术特色的本草著作。

总 书 目

I

本　草

淑景堂改订注释寒热温平药性赋

方　书

医便

卫生编

袖珍方

仁术便览

古方汇精

圣济总录

众妙仙方

李氏医鉴

医方丛话

医方约说

医方便览

乾坤生意

悬袖便方

救急易方

程氏释方

集古良方

摄生总论

摄生秘剖

辨症良方

活人心法（朱权）

卫生家宝方

见心斋药录

寿世简便集

医方大成论

医方考绳愆

鸡峰普济方

饲鹤亭集方

临症经验方

思济堂方书

济世碎金方

揣摩有得集

亟斋急应奇方

乾坤生意秘韫

简易普济良方

内外验方秘传

名方类证医书大全

新编南北经验医方大成

临证综合

医级

医悟

丹台玉案

玉机辨症

古今医诗

本草权度

弄丸心法

医林绳墨

医学碎金

医学粹精

医宗备要

医宗宝镜

医宗撮精

医经小学

医垒元戎

证治要义

松厓医径

扁鹊心书